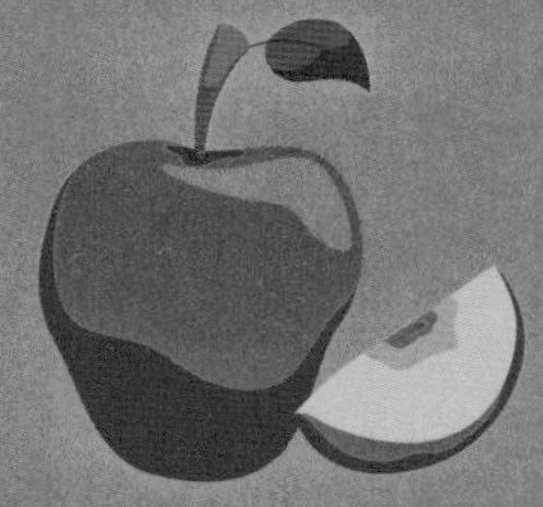

“나도 아침 과일 시작할까?”

오늘부터
아침 사과와 제철 과일로
요요 없는 평생 건강 다이어트를
행복하게 시작합니다.

아침과일다이어트 필요 체크리스트

☐	물만 먹어도 살찌는 것 같다.
☐	두둑한 뱃살, 등과 허릿살을 빼고 싶다.
☐	콜레스테롤, 중성지방 수치가 높다.
☐	저녁이 되면 다리가 붓는다.
☐	나잇살은 빼기 어렵다고 포기했다.
☐	다이어트 후 늘 요요현상이 있다.
☐	다이어트 중이지만 배부르게 먹고 싶다.
☐	수시로 단것이 당긴다.
☐	빵과 과자에 중독된 것 같다.
☐	식사 후엔 식곤증이 심하다.
☐	당뇨 전 단계라 음식을 가려 먹어야 한다.
☐	알레르기가 있어서 늘 예민하다.
☐	탈모가 생기기 시작했다.
☐	체력이 약해 운동하는 게 두렵다.

체크한 항목이 많을수록 아침과일다이어트가

꼭 필요합니다. 바로 시작하세요!

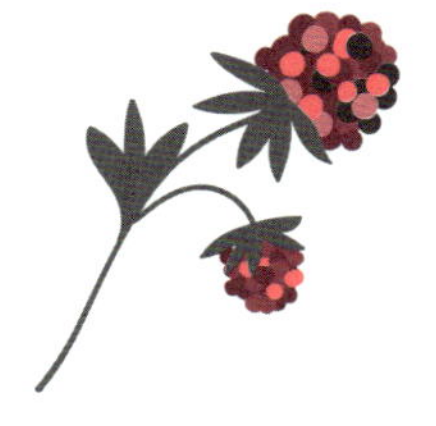

오늘부터 시작하는

즐거운 아침과일습관!

평생 건강하고 살찌지 않는 몸으로

바꾸어 줍니다.

드림

아침과일습관

아침과일습관

살찌지 않는 체질로 바꾸는 평생 건강 솔루션

개정증보판 1쇄 인쇄 2026년 2월 8일
개정증보판 1쇄 발행 2026년 2월 13일

지은이 류은경
펴낸이 김형근
펴낸곳 서울셀렉션㈜
편 집 진선희, 지태진
디자인 정현영

등 록 2003년 1월 28일(제1-3169호)
주 소 서울시 종로구 삼청로 6 대한출판문화협회 지하 1층 (우-03062)
편집부 전화 02-734-9567 팩스 02-734-9562
영업부 전화 02-734-9565 팩스 02-734-9563
홈페이지 www.seoulselection.com

© 2026 류은경

ISBN: 979-11-89809-94-2 13510

아침 과일 습관

살찌지 않는
체질로 바꾸는
평생 건강 솔루션

류은경 지음

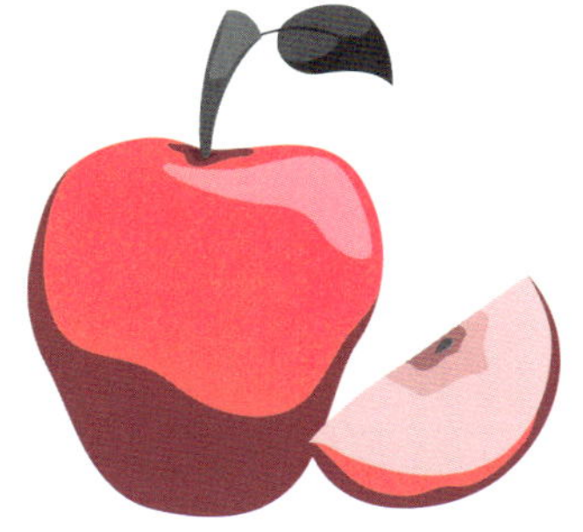

서울셀렉션

아침과일다이어트
가장 맛있게, 가장 배부르게, 가장 건강하게 빼자

2026년 1월 7일, 미국 정부의 영양 정책이 방향을 틀었습니다. 정제 탄수화물과 초가공식품, 정제당에 길들어 비만과 만성질환이 일상이 된 미국 사회를 향해, 백악관이 공식적으로 말했습니다.

"진짜 음식(Real Food)을 먹으라."

과일과 채소를 충분히, 자연의 형태 그대로 섭취하라는 선언이었습니다. 이는 단순한 권고가 아니라, 50년 넘게 이어져 온 영양 패러다임의 전환을 알리는 신호였습니다. 미국 정부가 던지는 메시지는 분명합니다.

"우리는 그동안 잘못 배워왔다."

그리고 이제, 식탁의 중심이 다시 자연으로 돌아오고 있습니다.

우리가 먹어야 할 음식은 자연에서 온 음식입니다.

생으로, 통으로, 가공하지 않은 상태의 음식입니다. 이런 음식에는 생명의 빛이라 할 수 있는 효소가 살아 있습니다. 효소가 풍부한 음식을 먹으면 신기하게도 과식이 줄고, 몸은 필요한 만큼만 받아들입니다.

과일과 채소는 효소가 풍부한 대표적인 자연식입니다. 그런데 유독 과일만 '당이 많다' '살찐다'는 편견의 대상이 되어 왔습니다. 과일을 비만의 원인인 '당'으로만 보는 영양학적 시선은, 과일에 깃든 생명력과 회복력을 놓치게 만듭니다. 과일은 당이기 전에 음식이고, 칼로리이기 전에 생명입니다. 자연의 질서 안에서 자란 과일은 몸을 자극하지 않고, 몸의 리듬에 맞게 흡수되고, 정화되고, 에너지로 전환됩니다.

흥미롭게도, 몸을 가장 혹독하게 관리해야 하는 많은 운동선수가 과일을 통해 탄수화물을 섭취하고 있습니다. 인위적인 당이 아니라 자연의 형태로 들어오는 에너지가 몸에 부담을 주지 않는다는 것을 경험적으로 알고 있기 때문입니다.

내 몸에 맞는 자연의 음식을 선택하면, 건강과 다이어트는 더 이상 힘겨운 일이 되지 않습니다. 아침과일다이어트는 체지방이 자연스럽게 빠지는 방식이어서 굶거나 억지로 참을 필요가 없습니다. 독한 의지로 참는 다이어트보다 몸이 좋아하는 음식을 선택하는 방식이 훨씬 오래가고 확실합니다. 억지로 줄이는 다이어트는 항상 반동을 남기지만, 자연스럽게 바꾸는 식사는 몸을 설득합니다.

유행하는 다이어트에 지치고, 몸과 마음이 동시에 피로해졌다면 이제는 자연스럽고 순수한 음식으로 돌아올 때입니다. 몸은 언제나 자연을 기억하고 있습니다.

5년 전 《아침과일습관》을 출간한 이후, 그동안 많은 암 환자와 고혈압, 당뇨 환자분들이 이메일과 상담을 통해 자기 몸이 달라지고 있다는 소식을 전해주었습니다. 이 작은 식사 습관의 변화가 누군가의 삶을 바꾸고 있다는 사실에, 저 역시 매번 감사한 마음이 듭니다. 지금도 이 책이 꾸준히 사랑받고 있다는 것이 고맙고, 또 책임감으로 다가옵니다.

하지만 여전히 과일의 당분을 합성 당과 동일하게 취급하는 오해와 편견이 깊게 자리 잡고 있습니다. 자연이 만든 과일이, 공장에서 만든 정제당과 같은 선상에서 평가받는 현실이 안타깝습니다. 자연의 음식이 현대 영양학의 틀 안에서 폄하되고, 오히려 경계의 대상이 되어버린 이 흐름을 보며, 다시 한 번 제대로 이야기해야겠다고 마음먹었습니다. 그래서 이 책을 이전보다 더 깊이, 더 단단하게, 다시 쓰게 되었습니다.

오늘부터 아침 과일을 시작해 보세요!
과일 하나가 평생 건강하고 살찌지 않는 몸으로 바꾸어 줍니다.

아침과일습관은 가장 자연스러운 다이어트이자 요요 없이 지속 가능한 행복한 다이어트입니다.

이제 나 자신과 세 가지 약속을 합시다.

- **자연이 준 음식을 신뢰하기**
- **몸이 보내는 리듬을 거스르지 않기**
- **균형에서 멀어지기 전에 돌아오기**

이 세 가지만 지켜도, 몸은 반드시 응답합니다.

2026년 1월 류은경

| 차례 |

프롤로그 아침과일다이어트 6
실천후기 나를 바꾼 '아침과일습관' 14

다이어트 종결 솔루션 1

다이어트, 생각을 바꾼다

비만이 소화불량 때문이라고? 25
    소화관 호르몬 모틸린 32

비만은 영양실조다 33
    위고비와 마운자로는 어떤 다이어트 치료제일까 40

칼로리 계산 정말 중요할까? 42
    칼로리의 진실 46

과일을 먹으면 살찐다? 47

단백질 부족, 걱정할 필요없다 54

완전연소 다이어트의 비밀 60

독소를 지우는 힘, 간의 건강 67

아침 바나나똥은 완전소화의 증거 74

장이 건강하면 매일이 빛난다 78
    유산균, 프로바이오틱스, 프리바이오틱스 84

장내 유해균의 종류와 문제점	85
지방과 싸우는 착한 균, 다이어트 미생물	87
염증성 사이토카인 IL-6과 TNF-α	89

다이어트 종결 솔루션 2

다이어트, 태도를 바꾼다

운동하다 더 살찌는 이유	93
에너지 소모량	97
진짜 음식과 가짜 음식을 구분한다	99
인체 효소의 종류와 역할	103
매일 체중을 재지 않는다	104
인바디 똑똑하게 보는 법	110
소중한 몸: 염증 먼저 해결하라	112
빵과 이별하자! 마인드풀 이팅	116
건강한 지방, 이상한 지방, 맛있는 지방	121
단짠단짠을 해결하는 다이어트	127
스트레스가 줄면 지방도 줄어든다	134

다이어트 종결 솔루션 3

다이어트, 과일에서 시작한다

왜 우리는 과일에 끌릴까 143

과일의 당도와 칼로리 150

왜 아침엔 과일일까? 151

프루테리언과 혈당 관리 157

사과, 왜 꼭 먹어야 하나? 158

해독과 에너지를 책임지는 포도 162

토마토, 과일일까 채소일까 166

다양한 토마토 활용법 171

아침 과일과 한식 다이어트 173

현미가 해롭다? 피트산에 대한 오해 179

오래 사는 비밀, '덜 먹는 힘' 180

아침 과일과 케토제닉 다이어트 186

케톤, 건강한 연료인가 위험 신호인가 192

아침 과일과 단백질 다이어트 193

콩과 두유의 옥살산은 정말 해로울까? 200

다이어트 종결 솔루션 4

평생 건강 습관, 아침과일다이어트

내 몸에 맞는 아침 과일 500g — 205

포드맵이 뭘까? — 210

부기 빼는 클렌징 스무디 — 212

부기 해소 스무디 가이드 — 218

바쁠 땐 바나나! 완벽한 한 끼 식사법 — 219

바나나의 모든 것 — 224

원데이 클렌징, 노화를 멈추는 하루의 기적 — 225

나트륨-칼륨 펌프의 원리 — 231

지방을 태우는 열매케톤식 — 232

책상 위 과일, 다이어트의 작은 혁명 — 238

구글 플레이트: 음식 배열순서만 바꿔도 살이 빠진다 — 242

과일 리추얼, 건강을 만드는 작은 의식 — 243

세상에서 가장 작은 운동, 바른 몸 습관 — 247

아침 과일 2주 다이어트 식단 — 251

참고도서 — 253

나를 바꾼 '아침과일습관' 실천후기 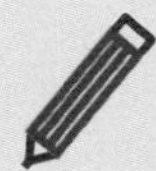

출산 후 빠지지 않던 체중이 줄었다

- 30대 여성

저는 만성 변비와 하체 부종이 심했습니다. 유산균과 비트즙 등 여러 방법을 시도했지만 큰 변화가 없었고, 출산 후 빠지지 않는 체중도 고민거리였습니다. 그러던 중 아침과일습관을 시작하고 식습관을 개선한 지 일주일 만에 하루 한 번은 반드시 대변을 보게 되었습니다.

아침과일습관을 한 달 정도 계속하자 꼼짝하지 않던 체중이 서서히 줄기 시작했습니다. 단순히 숫자만 줄어든 것이 아니라 몸이 가벼워지고 소화가 편안한 느낌을 받았습니다. 운동이나 영양제에 크게 의존하지 않고도 식습관 개선만으로 건강이 좋아지고 있음을 확실히 느낄 수 있었습니다. 다만 아직 커피는 끊지 못하고 있는데, 더 건강해지려면 조금 더 줄이는 것이 좋겠다고 여깁니다.

84kg에서 74kg까지, 이전과는 전혀 다른 나의 몸

- 30대 남성

저는 만성비염을 앓고 있었고 체중도 80kg을 넘는 상태였습니다. 현미식사를 하고 가공식품을 줄였지만, 체중은 좀처럼 줄지 않았습니다. 하지만 아침과일습관을 시작한 지 일주일 만에 3kg이 줄어드는 변화를 경험했습니다.

특히 만성비염으로 항상 막혀 있던 코가 뚫리고, 피부 가려움도 사라졌습니다. 아침 과일을 먹은 지 4일째 되는 날에는 갑작스럽게 오한과 고열이 생기고 입맛이 없어졌습니다. 처음에는 뭐라도 다른 걸 먹어야 하나 고민했지만, 과일과 채소 위주의 식사를 이어갔습니다.

5일째에는 복통과 함께 다섯 번이나 대변을 보았고, 이후 체온이 38도에서 37도로 내려갔습니다. 화장실을 다녀온 후에는 답답했던 코에서 염증 물질이 쏟아지듯 나오기 시작했습니다.

그렇게 시작된 변화는 꾸준히 이어졌습니다. 체중은 84kg에서 74kg까지 약 3개월 만에 감량되었습니다. 단순히 몸무게뿐 아니라 호흡과 피부 상태까지 달라지면서 이전과는 전혀 다른 몸이 되었습니다.

고질적인 소화 문제를 해결하다

- 60대 여성

저는 평소 소화에 문제가 있었습니다. 큰일을 겪거나 스트레스가 있을 때면 소화가 잘되지 않았고, 그때마다 병원을 찾았지만 증상만 잠시 잦아들 뿐이었습니다. 과일이나 채소를 먹으면 속이 더 불편해 식습관 개선을 시도하기도 어려웠습니다.

그러나 소장님과 상담하고 건강 상태를 체크한 후 적절한 영양제를 추천받으면서 점차 건강이 회복되었습니다. 이제는 어떤 음식을 먹어도 소화가 잘됩니다. 고기도 자신 있게 먹을 수 있어 사람들과의 모임에도 편안하게 참석합니다. 특히 화타숭늉과 오감결차를 꾸준히 마시고 있는데 무척 만족스럽습니다. 요가와 명상도 병행하면서 하루하루를 즐겁고 활기차게 보내고 있습니다.

아침과일습관 살찌지 않는 체질로 바꾸는 평생 건강 솔루션

통풍 증상이 사라지고 염증도 크게 완화되다

- 30대 남성

소장님과 상담하고 식단을 바꾼 지 딱 한 달이 되었습니다. 저는 평소 운동을 좋아해 단백질 보충제와 고단백 식품을 많이 섭취했는데, 그 때문인지 통풍과 발목·무릎의 염증으로 오랫동안 고생하고 있었습니다.

소장님이 제안해 주신 대로 한 끼는 키위를 포함한 과일 식단으로 하고, 프로틴 파우더와 동물성 단백질 섭취를 줄이자 놀랍게도 통풍 증상이 사라지고 염증도 크게 완화되었습니다. 놀라운 변화였지요. 덕분에 운동을 이전보다 훨씬 활기차게 할 수 있게 되었고, 혈액순환이 확실히 좋아졌다는 느낌이 강하게 듭니다.

앞으로 6개월 정도 꾸준히 과일 식단과 운동을 병행하며, 근육량이 이전보다 더 증가하는지도 직접 확인한 다음, 다시 후기를 남기겠습니다. 감사합니다.

막혀 있던 혈이 뚫린 듯한 해방감!

- 50대 남성

저는 지병인 뇌동맥류 때문에 혈액 흐름이 좋지 않아 여기저기 통증이 있었고, 늘 피로와 불면증에 시달리고 있었습니다. 십수 년 동안 여러 방법을 시도했지만, 효과가 없어 체념한 상황이었습니다. 그러나 소장님과의 만남을 통해 극적인 변화를 경험했습니다. 제안해 주신 솔루션을 실천한 후 단번에 큰 효과를 보았지요. 막혀 있던 혈이 뚫린 듯한 해방감을 느끼며 큰 행복과 감사의 마음을 가지게 되었습니다.

상담 후 제게 맞는 식단과 생활 습관 솔루션을 제안해 주셨고, 전부는 아니지만 상당 부분을 실천한 결과 많은 변화가 나타났습니다. 가장 큰 변화는 미토콘드리아 수치가 눈에 띄게 개선되었고, 혈색도 훨씬 좋아졌다는 점입니다. 몸이 한결 가벼워지고 불면증도 줄어들어 이제는 나름대로 숙면할 수 있게 되었습니다.

병원 처방으로는 결코 얻을 수 없었던 최적의 맞춤형 솔루션 덕분에 스스로 건강을 되찾고 있다는 확신을 갖게 되었고, 앞으로의 삶에 희망과 자신감이 생겼습니다.

또한 감사하기의 중요성과 실천 방법, 명상법 등 정신적·정서적인 부분에까지 친절하고 진심 어린 멘토링을 해주셔서 무한한 감사를 드립니다. 앞으로도 소장님께서 권해주신 방법을 꾸준히 이어가며 더욱 건강한 삶을 만들어가겠습니다.

 아침과일습관 살찌지 않는 체질로 바꾸는 평생 건강 솔루션

내 몸 상태에 맞는 맞춤 솔루션

- 40대 여성

만성 염증, 체중 감소, 따끔거림, 역류성식도염 증상으로 상담을 받게 되었습니다. 병원 검사로는 원인을 찾을 수 없었지만, 연구소 검사를 통해 제 몸의 상태를 정확히 알게 되었고, 소장님께서 친절하게 설명과 맞춤 솔루션을 제안해 주셨습니다.

식단을 조절한 이후 조금씩 체중이 회복되고 있으며 몸의 변화도 나타나고 있습니다. 꾸준히 실천하고 있으며, 앞으로 6개월 뒤 더욱 건강해진 모습이 기대됩니다. 감사합니다.

아토피와 비염 증상이 완화되다

- 10대 어린이

저희 아이는 열한 살 여아로, 피곤하거나 면역력이 떨어지면 아토피와 비염 증상이 함께 나타나곤 했습니다. 외부 음식은 끊고 집밥 위주로 하며, 설탕을 최소화한 식단으로 조절했습니다. 또한 상담 후 세포 건강 영양제와 셀미토 프로그램을 병행했습니다.

그 결과 오금과 팔 안쪽의 붉은 기와 가려움증이 많이 완화되었고, 아이도 가렵지 않아 너무 좋아합니다. 현재는 약간의 색소 침착만 남아 있는 상태입니다. 앞으로도 꾸준히 관리하여 아이가 행복한 일상을 이어가도록 하겠습니다. 감사합니다.

체중 10kg 감량과 고혈압·고지혈증·지방간이 모두 정상으로

- 70대 여성

나이가 들면서 체중이 늘어 61kg(키 150cm)을 넘기고, 고혈압·고지혈증·지방간까지 진단받았습니다. 먹어야 할 약이 늘어나 걱정하다가 소장님의 아침과일습관 책과 유튜브를 보고 실천하게 되었습니다.

아침에는 바나나·두유·아몬드를 넣은 면역주스를 두 잔 마셨고, 케일과 바나나, 호두 한 줌, 당근 50g을 함께 먹었습니다. 점심에는 사과 두 개와 귤을 먹었고, 저녁에는 파프리카, 토마토, 감자에 올리브오일을 곁들여 식물성 중심의 식사를 했습니다. 단백질은 두유, 두부, 콩, 계란 한 개 정도로 보충했습니다.

흰쌀밥은 일부러 피했고, 배고프면 과일을 충분히 먹었습니다. 약 8개월 후 체중이 10kg 줄었고, 모든 수치가 정상이라는 판정을 받았습니다. 기운 없던 몸에 힘이 생겼고, 지금도 과일 식사를 꾸준히 이어가며 주변 사람들에게도 권하고 있습니다.

과일식 한 달 만에 생긴 3가지 놀라운 변화*

- 50대 중반 남성

(신장암 판정을 받은 후) 2023년 1월 1일부터 육식, 밀가루, 술, 커피를 모두 끊기로 했다. 죽을 때까지 술을 끊지 못할 줄 알았는데, 이게 되네. 1월 한 달간 삼시세끼 과일만 먹었다. 인터넷 어디선가 과일만 먹으면 좋다고 한 말을 들었는데 이를 믿고 무조건 따랐다. 한 끼에 한 가지 과일만. 아침은 사과 1개, 점심은 바나나 하나 또는 배 반쪽. 가끔 오렌지 등으로 변화를 주기도 했다.

그 결과, 한 달 뒤에는 몸무게가 10kg 줄었고, 이 한 달 안에 놀라운 변화 세 가지를 체험했다.

첫째, 과일식을 한 지 4일째부터 변비가 없어졌다.

둘째, 3주가 지나고 치질이 없어졌다. 가슴 부위가 먹먹하던 증상도 사라졌다. 축농증 증상도 상당 부분 개선되어 냄새를 맡을 수 있게 되었다.

셋째, 굵은 가래떡 같은 대변이 팔 길이만큼 나왔는데 냄새가 나지 않았다.

*[출처] 서울셀렉션 블로그

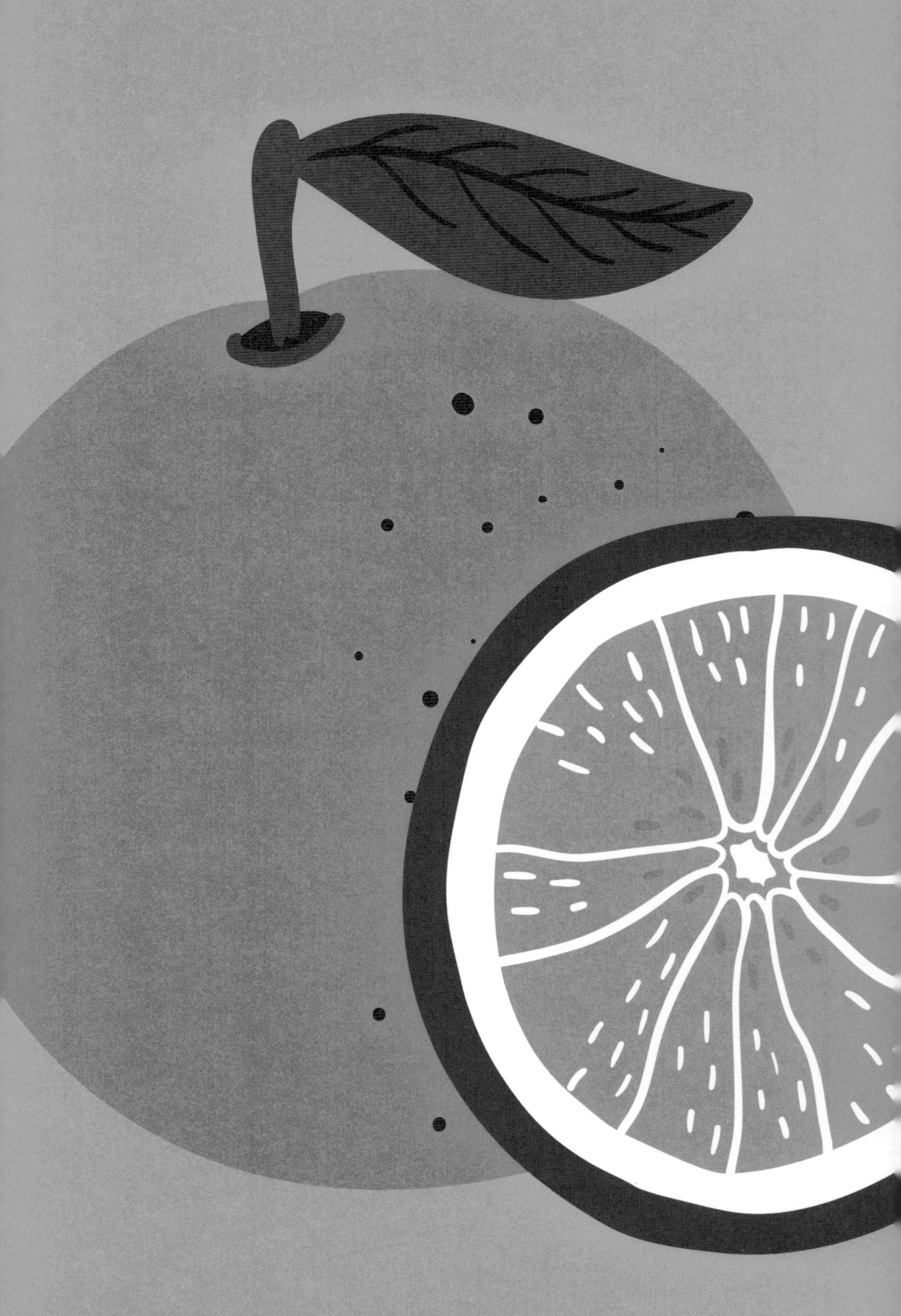

다이어트, 생각을 바꾼다

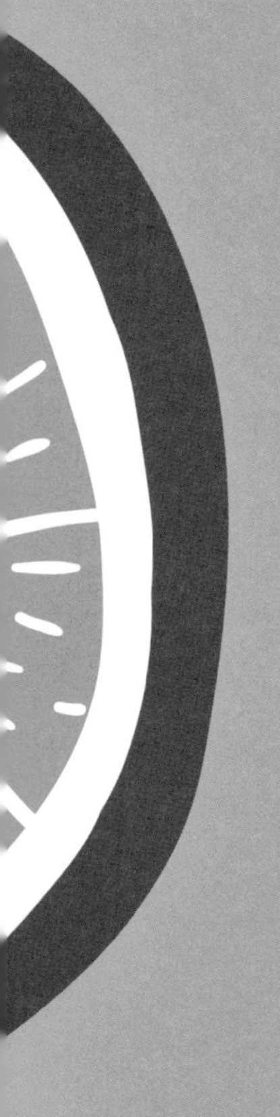

비만이 소화불량 때문이라고?

다이어트의 핵심은 완전소화와 완전연소

누구나 한 번쯤은 소화가 잘되지 않거나 배에 가스가 차는 경험을 해보았을 것입니다. 소화란 섭취한 음식을 몸이 흡수할 수 있는 형태로 완전히 분해하는 과정으로, 소화 분해된 영양소는 우리 몸을 구성하고 에너지를 만드는 데 사용됩니다. 그런데 소화가 제대로 안 되면 속이 더부룩하고 가스가 차서 불편하지요.

사실 '완전한 소화'는 다이어트 성공에 있어 매우 중요한 요소입니다. 또한 섭취한 음식이 남김없이 에너지로 활용되는 과정인 '완전한 연소'도 중요합니다.

왜 그런 걸까요?

배부르게 먹고도 섭취한 음식이 완전히 소화되어 그 영양분이 에너지로 완전히 연소된다면 살이 찔 이유가 없기 때문이지요. 그러므로 완전소화와 완전연소는 다이어트의 핵심이라고 할 수 있습니다. 하지만 안타깝게도 많은 사람들이 완전소화가 제대로 이루어지지 않아 살이 찌고 몸이 아픈 경우가 많습니다.

우리는 어린 시절부터 "가리지 말고 골고루 잘 먹어라!"라는 말을 식사할 때마다 수없이 들었을 겁니다. 여기서 '잘 먹는다'는 말의 진정한 의미는 음식이 우리 몸에 제대로 흡수되는 상태, 즉 완전소화를 뜻하겠지요.

하지만 '잘 먹는다'를 잘못 해석해서 '한 끼 식사에 다양한 음식을 많이 먹는 방식'으로 여기고 실천합니다.

이렇게 먹으면 소화불량이 생깁니다. 제대로 소화되지 못한 음식물이 상하기 시작하는 겁니다. 골고루 잘 먹어보자고 뷔페에 다녀왔는데 오히려 속이 더부룩하고 피곤했던 경험이 있지 않나요? 이는 소화가 제대로 되지 않아 몸속에 부패한 음식물이 많이 쌓였다는 신호입니다. 이러한 부패물은 독소를 만들고 몸은 이를 처리하느라 에너지를 소모하게 됩니다.

결국 '잘 먹은' 음식이 제대로 영양으로 흡수되지 못하면 오히려 독소가 되는 '잘못 먹은' 음식이 됩니다.

완전소화를 위한 식사 원칙은 무엇일까?

어떻게 해야 잘 먹고 잘 소화시켰다고 할 수 있을까요? 사실 우리 대부분은 어떻게 식사하는 게 좋은지 알고 있습니다. '꼭꼭 씹

 아침과일습관 살찌지 않는 체질로 바꾸는 평생 건강 솔루션

어 먹는다' '고기를 먹을 때 채소와 함께 먹는다' '과식하지 않는다'
등 누구나 잘 알고 있지만, 이 쉬운 상식을 지키지 않고 있습니다.

완전소화 식사 원칙 1 **물 제대로 마시자**

식전에 마시는 한 잔의 물은 무척 중요합니다. 운동하기 전에 워
밍업하듯 식사 전에 물 한 잔을 미리 마시는 습관이 좋습니다. 단,
식사 직전이 아니라 최소 30분 전에 물을 마십니다. 그러면 소화
관 호르몬인 모틸린(motilin)이 분비되어 위 내용물을 소장으로 원
활하게 이동하게 합니다. 이후 소화작용이 훨씬 더 활발히 이루어
집니다.

완전소화 식사 원칙 2 **꼭꼭 씹어 침과 섞자**

음식만 봐도 침이 고이지요? 특히 신 음식에요. 이 반응은 자연
스러운 현상이며 침의 역할은 매우 중요합니다.

침은 소화를 도울 뿐만 아니라 항균, 항바이러스 기능과 충치 예
방에도 기여합니다. 특히 침에 들어 있는 아밀라아제(Amylase)는 탄
수화물을 포도당으로 분해하는 데 꼭 필요한 소화효소로, 포도당
은 인체에 가장 중요한 에너지원 중 하나이지요.

식사 중간에 물을 마시거나 밥을 국이나 찌개에 말아 먹는 습관
은 어떨까요? 이러한 식사법은 소화를 방해할 수 있지만, 다행히
침샘뿐만 아니라 췌장에서도 아밀라아제를 만들어내기 때문에 당
장 큰 문제가 생기지는 않습니다. 다만, 이런 식습관이 장기간 반

복되면 계속 아밀라아제를 만들어내야 하는 췌장에 과부하가 걸릴 수 있습니다.

이처럼 음식을 50~100번 꼭꼭 씹어먹기를 강조하는 이유는 입속에서 침이 잘 나오게 해 소화를 도울 뿐만 아니라 췌장의 과부하를 줄이는 데도 도움이 되기 때문입니다.

완전소화 식사 원칙 3 정제 탄수화물은 되도록 적게 먹자

우리가 무언가를 먹으면 췌장은 곧바로 일하기 시작합니다. 혈당 조절 호르몬인 인슐린과 글루카곤을 만들고, 탄수화물뿐만 아니라 단백질과 지방의 소화효소까지 생산합니다. 때론 침샘 역할까지 담당하는 췌장은 매우 중요한 소화기관 중 하나입니다.

정제 탄수화물(흰쌀밥, 흰빵, 과자, 면류 등)을 많이 섭취하게 되면 췌장은 넘쳐나는 포도당을 처리하느라 과로할 수밖에 없습니다. 사용하고 남은 포도당은 인슐린을 분비하여 글리코겐으로 변환시켜 근육이나 간에 지방 형태로 저장합니다. (혈당이 떨어지면 글루카곤을 분비하여 글리코겐을 다시 포도당으로 분해하여 혈당을 정상적으로 조절합니다.)

그런데 췌장이 과로하여 인슐린 생산 능력이 저하되는 등 제 기능을 다하지 못하면 당뇨병, 췌장결절, 췌장염, 심지어 췌장암으로까지 이어질 위험이 있습니다.

음식을 구하기 어렵던 과거에는 에너지 저장 시스템이 생명 유지에 필수였습니다. 하지만 먹을 것이 넘쳐나는 환경에서는 불필

요한 독소와 지방이 과도하게 쌓이면서 신진대사에 문제를 일으
킵니다.

완전소화 식사 원칙 4 단백질과 지방은 적당히 먹자

단백질은 펩티다아제(Peptidase, 위에서는 펩신, 췌장과 소장에서는 트
립신)에 의해 아미노산으로 분해됩니다. 아미노산은 머리카락, 손
톱, 항체, 혈구 등 우리 몸을 구성하는 중요한 원료이며, 특히 필수
아미노산은 반드시 음식을 통해 섭취해야 합니다. 하지만 단백질
을 너무 많이 섭취하게 되면 당이나 지방으로 변환되어 저장될 수
있습니다.

지방은 췌장에서 분비되는 리파아제(Lipase)에 의해 소화됩니다.
지방은 세포막, 뇌, 각종 호르몬 등을 구성하는 필수 영양소로, 지
방 섭취가 부족하면 호르몬 대사에 이상이 생기며, 체지방률이 지
나치게 낮으면 월경불순이나 난임으로 이어질 수도 있습니다.

지방의 칼로리가 높다는 이유로 꺼리는 경우가 많지만, 건강한
신체를 위해 적절한 지방 섭취는 반드시 필요합니다.

소화 효율을 높이는 음식 조합

우리 몸은 탄수화물, 지방, 단백질을 소화하는 각각의 효소들을
가지고 있습니다. 소화효소들은 위, 소장, 췌장, 간에서 분비되며,
동시에 작용하기보다는 제각기 따로 일하는 것이 효율적입니다.

각 소화효소가 활성화되는 환경(pH 산도)이 다르기 때문입니다.

영양소	소화효소	활성 환경(pH 산도)
탄수화물	아밀라아제(Amylase)	pH 7(중성)
단백질	펩티다아제(Peptidase)	pH 2(강한 산성, 위산과 유사)
지방	리파아제(Lipase)	pH 7~9(약알칼리성)

이처럼 각 영양소는 서로 다른 pH 환경에서 잘 소화되기 때문에, 음식을 마구 섞어 먹다 보면 소화효소끼리 서로 충돌해 제대로 소화되지 않습니다. 예를 들어, 고기를 많이 먹으면서 밥도 듬뿍 먹게 되면 소화효소가 상쇄되어 완전소화가 어렵습니다. 속이 더부룩하고 가스가 차며 다음 날 변 상태가 좋지 않은 경험을 했다면, 이러한 이유 때문입니다.

우리가 즐겨 먹는 식사 조합인 밥과 삼겹살, 스테이크와 감자, 빵과 고기 같은 조합은 소화 효율 측면에서는 최적의 음식 배합이 아닙니다. 완전소화를 위해서는 단순한 음식 배합이 더 좋습니다.

- **밥**(탄수화물이 중심일 경우): 채소를 곁들인 식사가 좋습니다.

- **고기**(단백질 중심일 경우): 약간의 채소를 곁들이고 밥이나 빵은 최소화합니다.

- **지방**(지방 중심일 경우): 채소나 고기류와 함께 섭취해도 소화가 잘됩니다.

 아침과일습관 살찌지 않는 체질로 바꾸는 평생 건강 솔루션

소화기관은 오케스트라와 같다

음식을 먹고 소화하는 과정은 절대 단순하지 않습니다. 섭취한 음식에서 영양소만 흡수하고, 불필요한 배설물을 내보내는 일은 생명 유지에 절대적으로 중요합니다. 입에서 시작해 위, 췌장, 간, 소장, 대장, 항문 등 다양한 소화기관이 마치 오케스트라처럼 협력해야 비로소 완전한 소화가 이루어집니다. 실제로 우리 몸 전체 에너지의 약 60~80%가 소화에 사용될 정도로 복잡하고 중요합니다.

건강한 다이어트를 위해서는 먼저 소화기관을 건강하게 만드는 것이 우선입니다. 이를 위해 음식은 단순하게 배합하여 섭취하고, 완전하게 소화되게 하는 것이 현명합니다.

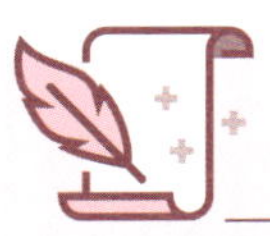

아침과일습관 성공공식

1. 소화력을 키우자!

다이어트 성공의 첫걸음은 소화력입니다.

2. 소화기관을 튼튼하게 만들자!

소화를 책임지는 위, 소장, 췌장, 간이 튼튼해야 완전소화,

완전연소가 가능합니다.

3. 다이어트는 쉽고 단순하게!

단순한 음식 조합은 소화를 도와 다이어트를 도와줍니다.

소화관 호르몬 모틸린

모틸린(motilin)은 상부 소장, 특히 십이지장과 공장 상부 점막의 M세포에서 분비되는 22개의 아미노산으로 이루어진 호르몬입니다. 공복 상태에서 위와 소장의 주기적인 수축 운동(Migrating Motor Complex, MMC)을 조절하는 핵심 인자로, 소화 활동이 매끄럽게 이어지도록 돕습니다. 이는 장 속에서 일어나는 미세한 움직임이 체중 조절과 지방 축적에도 일정한 영향을 미칠 수 있다는 근거가 됩니다(Tremaroli & Bäckhed, 2012, Nature).

비만과 관련한 장내미생물 연구에서도 모틸린의 역할은 흥미롭습니다. 비만한 사람의 장내미생물 조성이 정상인과 다르며, 이러한 변화가 비만의 원인 또는 결과일 수 있음을 보고했습니다(Ley 등, 2006, Nature). 장내미생물이 위장관의 운동과 소화 기능을 조절하는 방식이 모틸린과 연결될 수 있다는 점에서, 우리의 몸과 장내 생태계는 긴밀하게 얽혀 있음을 알게 합니다.

또한 모틸린 수용체(Motilin receptor)는 G단백질 연결 수용체로, 장의 평활근과 신경세포에 작용하며 위장관 수축을 매개합니다. 항생제 에리스로마이신(Erythromycin) 같은 일부 약물은 이 수용체를 활성화하여 위장 운동을 돕기도 합니다. 연구에 따르면 모틸린 농도는 공복 시 약 100분 간격으로 주기적으로 변하며, 식사와 함께 이러한 주기가 중단됩니다(Elinav et al., 2015-2016, Science/ Cell). 이러한 작은 주기조차 우리의 소화 건강과 에너지 균형에 중요한 역할을 한다는 점이 놀랍습니다.

모틸린은 단순한 소화 호르몬이 아니라 장 건강과 대사, 나아가 체중 관리와도 연결된 중요한 인자입니다. 우리 몸속 장 미세환경과 호르몬이 함께 만들어내는 섬세한 리듬을 이해하면, 건강한 생활 습관과 식사 관리의 중요성을 더 깊게 느낄 수 있습니다.

비만은 영양실조다

비만은 현대판 영양실조입니다. 바쁜 일상으로 끼니를 대충 때우는 습관 때문에 우리 몸은 영양 상태가 불균형할 뿐만 아니라 칼로리 조절에도 실패하기 십상입니다. 이러한 식습관이 계속되다 보면 어느새 뱃살이 늘어나 있고, 단순히 살찌는 것을 넘어 각종 만성질병으로 이어집니다. 살이 찌면서 피부 트러블, 위염, 알레르기, 편두통, 소화불량 등의 증세가 함께 나타났다면 몸의 건강 상태가 나빠졌다는 신호입니다. 단순히 살이 찐 것 이상의 더 근본적인 문제가 있음을 보여주는 것이지요. 즉, 비만 때문에 건강하지 않기보다는 건강하지 않기 때문에 비만이 되는 것입니다.

영양 불균형이 비만을 부른다

세계보건기구(WHO)는 과일, 채소, 통곡물, 견과류 등의 자연식품 섭취를 권장하며 균형 잡힌 영양의 중요성을 강조합니다. 평소 우리가 자주 먹는 밥, 빵, 고기, 가공식품 위주의 식단은 어떨까요? 대체로 칼로리는 충분하지만, 탄수화물, 지방, 단백질, 비타민, 미네랄, 식이섬유 등 6대 영양소의 균형을 맞추지 못할 때가 많습니다.

그러다 보니 고칼로리를 섭취해서 살이 찌는 것이 아니라, 영양 불균형으로 몸이 에너지를 제대로 활용하지 못하고 남는 영양분이 지방으로 축적되는 이상한 상태가 벌어집니다. '풍요 속의 빈곤'이라는 말처럼 우리는 먹을 것이 넘쳐나는 시대를 살면서 오히려 몸에 꼭 필요한 영양소를 놓치고 있는 셈입니다.

건강하면 저절로 살이 빠진다

우리 몸의 장기와 세포는 끊임없이 재생되며 활동합니다. 마치 실험실의 세포가 포도당, 아미노산, 다양한 비타민과 미네랄 등 50가지가 넘는 영양식을 통해 건강하게 분열하듯이, 우리 몸 또한 다양한 영양소의 균형이 건강의 필수조건입니다.

다양한 비타민과 미네랄을 충분히 섭취하지 않고서는 건강한 세포분열과 신진대사 및 지방 분해가 어렵습니다. 이 모든 영양소는 통곡식과 과일과 채소, 견과류 등 식물의 열매와 잎에 조화롭게 구성되어 있습니다.

살을 뺀다는 것은 불필요한 체지방을 줄이고 근육량을 늘리는 과정입니다. 이를 위해서는 지방을 효과적으로 태울 수 있는 건강한 몸을 만드는 것이 우선입니다. 균형 잡힌 영양 섭취를 통해 신진대사를 활발하게 만들면 다이어트는 자연스럽게 성공할 수 있습니다. 즉, "건강을 위해 살을 빼라"가 아니라 "건강해지면 살이 저절로 빠진다"는 관점으로 접근해야 합니다.

칼슘이 부족하면 지방이 쌓인다?

칼로리만 계산하는 다이어트가 실패하는 주된 이유 중 하나는 비타민과 미네랄 같은 필수 영양소의 부족 때문입니다. 특히 칼슘은 체중감량에 매우 중요한 역할을 합니다.

연구에 따르면, 칼슘은 지방 생성을 촉진하는 호르몬인 칼시트리올(calcitriol)의 분비를 억제합니다. 칼슘 섭취량이 부족하면 우리 몸은 칼슘 흡수율을 높이기 위해 칼시트리올을 더 많이 만들어냅니다. 칼시트리올 수치가 높아지면, 지방 세포 안의 칼슘 농도가 증가하게 됩니다. 이렇게 되면 지방 분해는 억제되고, 지방 합성 효소는 활성화되어 몸에 지방이 더 많이 쌓이게 됩니다.

반대로, 칼슘을 충분히 섭취하면 칼시트리올 분비가 줄어들어 지방 분해는 촉진되고 지방 합성은 억제됩니다. 한 연구에서는 고칼슘 식사 그룹에서 지방 합성 효소의 활성은 51% 감소하고 지방 분해는 3.4~5.2배까지 증가했다고 보고합니다.

미국 테네시 대학 연구팀과 캐나다 라발 대학 연구팀도 칼슘이 풍부한 음식을 섭취한 그룹이 체중과 체지방 감소율이 더 높다는 것을 입증했습니다. 이는 칼슘이 뼈 건강에 좋을 뿐만 아니라 체중 관리에도 핵심적인 영양소임을 보여줍니다.

탄수화물, 다이어트의 적일까?

항상 다이어트의 적으로 오해받아 온 탄수화물은 사실 인체에서 가장 중요한 에너지원으로 사용됩니다. 많이 먹으면 좋지 않다고 지적하는 탄수화물은 정제 탄수화물입니다. 곡물 등을 도정하거나 정제하는 과정에서 식이섬유, 비타민, 미네랄 등 필수 영양소가 대부분 제거된 단순당을 이르는 말입니다.

비만이나 심혈관질환을 일으키는 것은 가공된 정제 탄수화물입니다. 정제된 쌀과 밀로 만든 밥, 빵, 과자, 라면, 파스타, 국수, 우동 등이 해당하지요. 현미나 통밀이 백미와 흰 밀가루로 가공되면서 껍질에 있는 비타민 B군 등 필수 영양소와 식이섬유가 사라집니다. 정제 탄수화물 음식만 먹는다면 각기병, 당뇨병 등 다양한 질병이 생길 수 있습니다.

특히 비타민 B_1이 부족하면 탄수화물이 포도당으로 제대로 전환되지 못하고 젖산으로 바뀌어 몸이 산성화되고, 이는 만성 피로나 각종 질병에 쉽게 노출되는 결과를 가져옵니다.

반면 통곡물과 같은 자연 유래의 복합 탄수화물은 문제가 되지 않습니다. 미국에서는 현미를 중심으로 한 한국·일본의 전통 식단을 건강한 다이어트 식사로 인식하고 있습니다.

다이어트의 진짜 적은 인슐린 저항성

정제 탄수화물의 더 심각한 문제는 바로 인슐린 저항성입니다. 식이섬유가 제거된 정제 탄수화물은 혈당을 빠르게 올려 인슐린 민감도를 떨어뜨립니다. 인슐린은 세포가 당을 사용할 수 있도록 돕는 호르몬으로, 세포의 인슐린 저항성이 커져 인슐린 기능이 저하되면 비만, 대사 질환, 당뇨병, 염증성 질환의 원인이 됩니다. 위염, 역류성 식도염, 중이염 등 우리가 흔히 겪는 염증 질환은 인슐린 저항성과 무관하지 않습니다.

염증이 많은 상태에서 칼로리 제한 다이어트를 하면 살이 잘 빠지지 않습니다. 몸은 생명 유지를 위해 염증 치료에 집중하므로, 체지방 분해 순위는 뒤로 밀릴 수밖에 없습니다. 따라서 염증부터 개선해야 자연스럽게 살이 빠집니다.

탄수화물–단백질–지방 비율보다 더 중요한 것은?

가공식품을 주로 섭취하면서 탄수화물, 단백질, 지방의 비율에만 집착하는 것은 바람직하지 않습니다.

예를 들어, 가공식품 중심의 극단적 저탄수화물·고지방 다이어트(Low carb-high fat diet)는 단기간에 체중을 줄이는 데는 효과가 있을지 모르지만, 장기적으로는 건강에 해롭습니다. 우리 몸은 포도당 공급이 부족하면 지방을 분해해 케톤을 에너지원으로 사용하는

데, 체지방이 부족할 경우 곧바로 근 손실이 올 수 있습니다. 북극 지방의 이누이트족은 고기 중심의 식단에 내장이나 삭힌 물고기 같은 자연식품을 함께 섭취해 비타민과 미네랄을 충분히 보충했습니다.

다이어트를 할 때 중요한 것은 탄수화물이나 지방의 비율이 아니라, 자연 유래 식품을 얼마나 섭취하느냐입니다. 정제된 가공식품을 비율에 맞춰 마음껏 먹으면서 건강할 수 있다는 생각은 착각일 뿐입니다.

다이어트의 가장 중요한 원칙은 건강입니다. 탄수화물이든 지방이든, 자연 그대로의 음식을 적절히 섭취하면 몸이 건강해지고, 건강해진 몸은 자연스럽게 체중을 조절합니다.

항산화 영양이 풍부한 식물 영양소

운동선수들은 최상의 컨디션을 위해 식물 영양소(피토케미컬, phytochemical)를 철저히 챙깁니다. 안토시아닌(anthocyanin), 플라보노이드(flavonoid), 레스베라트롤(resveratrol) 등이 풍부한 과일이나 채소를 먹고, 농축 영양제로 식물 영양소를 보충하기도 합니다. 몸이 재산인 운동선수들에게 지나친 활성산소는 독소가 되기 때문입니다.

활성산소는 산소 대사 과정에서 발생하는 불안정한 물질로, 적정량은 세균이나 바이러스를 공격하지만, 과도하면 정상 세포까지 손상시킵니다. 평소 스트레스를 많이 받는다면, 일반인들 역시 활성산소를 중화시키는 노력이 필요합니다.

우리 몸은 전체적인 영양의 균형을 원합니다. 건강하고 성공적인 다이어트를 위해서는 가공식품을 멀리하고 자연의 음식을 선택하는 것이 현명합니다. 탄수화물, 단백질, 지방 비율을 아무리 정확하게 맞추어 섭취한다 해도 초가공 음식이라면 결코 지혜로운 방법이 아닙니다.

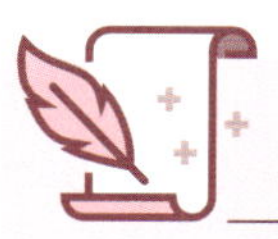

아침과일습관 성공공식

1. 필수 영양소 섭취, 균형을 잡자!

비만은 칼로리 과잉이 아니라 오히려 영양 결핍의 신호입니다.

2. 탄수화물-단백질-지방도 균형 있게!

다이어트의 진짜 적은 인슐린 저항성, 정제 탄수화물의

과다 섭취는 심각한 문제입니다.

3. 식물 영양소를 철저히 챙기자!

천연 비타민과 미네랄이 부족한 가공식품은 몸을 산성화하고,

이는 비만과 만성 피로, 각종 질병에 쉽게 노출되게 합니다.

위고비와 마운자로는 어떤 다이어트 치료제일까

최근 비만 치료제 중심에는 위고비(Wegovy)와 마운자로(Mounjaro)가 있습니다. 다양한 분야의 유명인과 SNS 사용자들이 빠른 체중 감량 효과를 본 경험담을 공유하면서 이 두 약물은 단기간에 큰 주목을 받았습니다. 실제 임상시험에서도 위고비는 평균 체중의 약 15~20%, 마운자로는 20~25% 이상의 감소가 확인되었습니다. 원래는 체질량지수(BMI) 30 이상, 혹은 27 이상이면서 동반 질환이 있는 비만 환자를 대상으로 개발된 치료제이지만, 현실에서는 정상 체중이거나 더 마른 체형을 원하는 사람들까지 사용이 확대되는 추세입니다. 이 두 약이 어떤 방식으로 작용하며, 어디까지가 치료이고 어디부터가 주의가 필요한 선택인지 짚어볼 필요가 있습니다.

위고비와 마운자로, 어떻게 작용할까?

위고비는 주성분인 세마글루타이드가 GLP-1(Glucagon-Like Peptide-1) 호르몬과 유사하게 작용하는 비만 치료용 주사제입니다. GLP-1은 우리가 식사할 때 소장에서 분비되는 호르몬으로, 식욕을 억제하고 위 배출 속도를 늦추며 혈당을 조절하는 역할을 합니다. 위고비는 이 GLP-1 신호를 강화해 뇌 시상하부의 포만 중추를 자극함으로써 배고픔을 줄이고, 음식이 위에서 소장으로 천천히 내려가게 하여 포만감을 오래 유지하며, 인슐린 분비를 촉진하고 글루카곤을 억제해 혈당을 비교적 안정적으로 유지합니다.

마운자로는 여기서 한 단계 더 확장된 작용을 합니다. 주성분인 티르제파타이드는 GLP-1뿐 아니라 GIP라는 또 다른 장 호르몬 수용체까지 동시에 자극하는 이중 작용제입니다. 이에 따라 식욕 억제와 위 배출 지연 효과에 더해 인슐린 감수성 개선, 지방 대사 조절 효과까지 함께 나타납니다. 단순히 덜 먹게 만드는 수준을 넘어, 에너지를 저장하고 사용하는 방식 자체에 영향을 주기 때문에 체중 감소 폭이 더 크고 빠르게 나타나는 경향이 있습니다.

위고비와 마운자로의 부작용

위고비와 마운자로는 효과가 큰 만큼 부작용도 공통으로 보고됩니다. 가장 흔한 증상은 메스꺼움, 구토, 설사 또는 변비, 복부 팽만감과 복통, 피로감과 어지러움 등 위장관 관련 증상입니다. 드물게는 담석이나 담낭염 위험이 증가할 수 있고, 췌장염이나 저혈당이 발생하는 경우도 있었습니다. 발진이나 호흡곤란과 같은 알레르기 반응이 나타나는 사례도 있습니다. 특히 체중이 빠르게 감소하는 과정에서 지방뿐 아니라 근육량도 함께 줄어들 수 있습니다.

장기 사용 시 주의점

위고비는 대규모 임상시험에서 최대 2년까지 비교적 안전성이 확인되었고, 마운자로 역시 현재까지의 연구에서 유사한 평가를 받고 있지만, 두 약물 모두 장기 사용 시 몇 가지 중요한 점을 고려해야 합니다.

가장 흔한 문제는 약물을 중단하면 체중이 다시 증가하는 요요(리바운드)현상입니다. 이는 약물이 몸의 대사 환경 자체를 근본적으로 바꾸는 것이 아니라, 식욕과 혈당 조절 신호를 조절하는 방식으로 작용하기 때문입니다. 장기적으로는 췌장이나 담낭 질환의 가능성, 근육량 감소에 따른 기초대사량 저하, 식욕 억제로 인한 영양 불균형, 드물게는 우울감이나 무기력감 같은 정서적 변화도 함께 고려해야 합니다.

비만 자체가 건강에 위협이 되는 경우라면 치료제로 사용해야겠지만, 더 마른 체형을 위한 것이라면 주의해서 사용하는 것이 필요합니다. 결국 지속 가능한 다이어트는 약물 하나로 완성되지 않습니다. 바른 식습관과 운동 등 생활 습관도 함께 개선해 나가는 것이 건강하고 지속 가능한 다이어트입니다.

칼로리 계산 정말 중요할까?

칼로리 제한? 살 빼는 데 별 도움이 안 된다

체중을 줄이려 할 때 저칼로리 식사와 운동을 공식처럼 강조하지만, 실제로는 성공하기가 매우 어렵습니다. 수많은 다이어트가 칼로리 제한을 중심으로 이루어지는데, 이런 방법은 심한 스트레스를 받게 하거나 요요 현상으로 이어지기 쉽습니다. 사실, 칼로리와 체중 감소 사이에는 절대적인 상관관계가 없습니다.

칼로리란 에너지의 양을 나타내는 단위로, 1cal는 물 1g을 1℃ 올리는 데 필요한 열량입니다. 미국 영양학자 애트워터(Atwater)는 단백질과 탄수화물 각 1g의 칼로리는 4kcal, 지방은 9kcal로 제시했습니다. 그러나 이 수치는 실제 식품 자체의 열량이 아니라, 19세기 미국인의 평균 식생활을 바탕으로 계산된 값입니다.

칼로리는 봄베열량계(Bomb calorimeter, 봄베는 독일어 표기에서 유래)

  아침과일습관 살찌지 않는 체질로 바꾸는 평생 건강 솔루션

로 측정한 에너지일 뿐입니다. 물질을 태울 때 열량(연소열)이 생기는 데, 봄베열량계는 이를 측정하는 기구로 주로 식품 칼로리나 연료 발열량을 구하는 데 사용합니다.

인체는 음식을 불로 태워서 에너지를 얻는 기계가 아닙니다. 인체는 소화와 흡수, 대사 과정을 거쳐 에너지를 얻기 때문에, 단순히 칼로리 수치만으로 몸의 반응을 예측하는 것은 무의미합니다. 또한, 같은 식재료라도 조리법과 소화효소 활성에 따라 에너지 이용 방식이 달라집니다. 따라서 음식 칼로리는 가공식품의 칼로리를 참고하는 정도면 충분합니다.

지방이 늘어나는 진짜 이유는 무엇일까?

열심히 칼로리를 제한하고 운동을 해도 체지방이 늘어나는 주된 이유는 잘못된 음식 섭취에 있습니다. 가공식품, 정제 탄수화물, 육류 과식, 부적절한 음식 조합은 소화기관을 망가뜨리고 림프에 독소가 쌓이게 합니다.

림프계는 우리 몸의 면역 기능을 담당하고 체액 균형을 유지하는 중요한 기관입니다. 세포 대사 산물, 제대로 소화되지 않은 음식 잔여물, 약물이나 가공식품에서 나온 화학물질 등이 림프에 과도하게 쌓이면 림프 순환이 잘되지 않고 면역 기능이 떨어집니다. 가공식품을 많이 섭취하는 사람들이 감염성 질환과 알레르기 질환에 쉽게 걸리는 이유입니다. 소화계와 림프계의 기능 저하로 신진대사율이 떨어지면 에너지 소비가 줄어 지방이나 노폐물이 쌓이기 쉽습니다.

자동차를 잘 유지 운영하려면 적합한 순수 연료가 필요하듯이, 우리 몸도 제대로 알맞게 기능하기 위해 순수한 음식이 필요합니다. 휘발유 엔진을 장착한 자동차에 경유를 주입하면 고장 나듯이, 잘못된 식단은 인체에 염증 반응과 체지방 축적을 유발하고, 점차 심각한 질병으로 발전할 수 있습니다.

본능이 체중을 조절한다

야생동물은 칼로리나 영양 성분을 계산하지 않고 본능에 따라 먹습니다. 배부르면 먹지 않고, 배고프면 다시 사냥합니다. '공복'과 '만복'의 원리에 따라서 먹습니다. 자연 그대로의 음식만 먹기 때문에 살도 찌지 않습니다. 제인 구달(Jane Goodall)의 연구에서도 침팬지들은 일반 양상추보다 유기농 양상추를 선호했습니다. 동물은 본능적으로 영양가가 높은 음식을 알고 있습니다. 사람도 본능적으로 좋은 음식을 선택할 수 있습니다. 그 감각을 회복하면, 건강에 알맞은 체중이 자연스럽게 만들어집니다.

반려동물에게 공장에서 만들어진 사료를 먹이면, 아무리 칼로리를 잘 계산한다고 해도 비만해지기 쉽고 만성질환에 취약합니다. 사람도 칼로리를 계산해 가며 먹어도 가공음식을 주로 먹는다면 마찬가지일 겁니다. 인체는 기계가 아닌 자연의 일부입니다.

  살찌지 않는 체질로 바꾸는 평생 건강 솔루션

자연의 순리에 따라 먹으면 살이 찌지 않고 건강할 수 있습니다.
19세기에 만들어진 칼로리 개념에만 의존하는 식습관은 진지하게
생각해 볼 문제입니다.

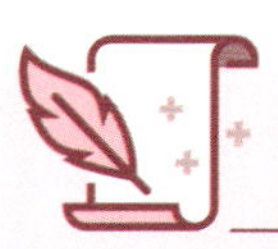

아침과일습관 성공공식

1. 칼로리 계산은 그만하자!

칼로리와 체중 감소 사이에는 절대적인 상관관계가 없으니,

칼로리 계산에 집착하지 마십시오.

2. 자동차는 순수 연료, 우리 몸은 순수 음식!

나쁜 음식은 염증 반응을 일으키고 체지방을 늘리며 심각한

질병을 일으킬 수 있습니다.

3. 자연 그대로의 음식을 먹자!

자연의 순수한 음식은 체중 조절과 건강의 핵심입니다.

칼로리의 진실

칼로리는 같은 재료라도 조리 방식과 첨가되는 양념에 따라 크게 달라집니다.

조리 방식에 따른 칼로리 비교

조리 방식	특징	칼로리	브로콜리 100g
생(날것)	물과 섬유질 유지	가장 낮음	34kcal
찌기/삶기	수분 흡수	큰 변화 없음	35kcal
볶음	수분 손실, 기름 흡수	칼로리 상승	80~100kcal
튀김	수분 손실, 기름 흡수 증가	칼로리 급상승	200kcal 이상

칼로리는 생 < 찌기/삶기 < 볶음 < 튀김 순으로 높음

자연식품과 가공식품의 칼로리 비교

분류	특징	칼로리	사과 100g	감자 100g
자연식품	섬유질, 수분, 단백질 등 균형	칼로리 대비 포만감 높음 과식 예방	사과 52kcal	찐 감자 77kcal
가공식품	설탕·소금·기름 첨가, 수분 감소	같은 무게 대비 칼로리 높음 포만감 낮음	사과잼 250kcal 이상	감자칩 536kcal

기름과 소스는 칼로리를 폭발적으로 증가시킵니다.

가공식품은 자연식품 대비 칼로리가 높고 설탕·소금 함량이 많으며 포만감이 낮아 과식의 위험이 있습니다.

과일을 먹으면 살찐다?

인구 절반이 당뇨와 관계있다?

전 세계적으로 비만과 제2형 당뇨병의 유병률은 이미 팬데믹 수준입니다. 2022년 기준으로 국내 당뇨병 환자와 당뇨 전 단계 인구는 2,000만 명 이상으로 전체 인구의 절반에 가깝습니다. 문명과 의학은 눈부시게 발전하는데 환자 수도 그에 비례해 증가하다니 매우 아이러니한 일입니다.

이러한 현상은 왜 일어나는 걸까요? 유전적 요인만으로는 설명하기 어려우며, 오히려 지나치게 편리해진 현대인의 식사 방식이나 생활 습관과 관련이 높습니다. 가공식품, 정제된 탄수화물, 그리고 설탕이 다량 함유된 음료의 과도한 섭취는 우리 몸의 대사 균형을 무너뜨리는 핵심입니다. 당뇨병은 인체가 혈액 내 포도당을 효과적으로 사용하지 못하여 고혈당이 지속되는 질환입니다. 만성적인 고혈당은 혈액을 끈적거리게 하고 미세혈관 및 대혈관을 손상시켜 망막 변성으로 인한 시력 상실, 신장 기능 부전, 심혈관 질환 같은 심각한 합병증이 생길 수 있습니다. 이처럼 당뇨병은 혈관질환으로 이해할 수 있습니다.

인슐린 저항성이 뭐길래?

당뇨 전 단계에서는 대개 인슐린 저항성(Insulin Resistance)이 일어납니다. 인슐린 저항성은 세포가 인슐린의 신호에 둔감해져 혈액 내 포도당을 효과적으로 흡수하지 못하는 상태를 뜻하지요.

인슐린의 주요 기능은 혈액 속 포도당을 세포로 운반해 혈당을 낮추는 것인데, 인슐린 저항성이 발생하면 췌장은 혈당을 정상화하기 위해 더 많은 인슐린을 분비하게 됩니다(과인슐린혈증). 이는 췌장의 과부하로 이어지고 인슐린 분비 능력이 떨어지면서 결국 제2형 당뇨병을 일으킵니다. 버스를 타려는 사람(당분)은 많은데 버스기사(인슐린)가 과로로 쓰러져 사람들이 움직이지 못하는 상태(인슐린 저항성)가 된 것과 비슷합니다.

또한, 너무 많이 분비된 인슐린은 체내 지방 합성을 촉진하고 지방 분해는 억제하여 체지방 축적, 즉 비만을 심화시키는 주요 원인이 됩니다. 인슐린 저항성을 일으키는 핵심 요인은 혈당을 높이는 음식을 자주 먹는 것입니다. 설탕, 액상과당 등의 단순당과 빵, 과자, 케이크, 면류 같은 정제 탄수화물은 소화 흡수 속도가 빨라 혈당을 급격하게 상승시킵니다. 췌장은 인슐린을 많이 분비할 수밖에 없고, 이러한 식습관이 반복된다면 췌장의 인슐린 과다분비도 반복적으로 이루어질 수밖에 없습니다. 결과적으로, 과도한 당분은 체내에서 에너지원으로 사용되지 못하고 지방으로 전환되어 간과 지방 조직에 축적됩니다.

혈당지수와 혈당부하지수: 현명하게 이해하기

우리가 무엇을 먹을지 선택할 때 중요하게 고려해야 할 사항 중 하나는 그 음식의 혈당 반응입니다. 이를 반영해 등장한 개념이 바로 혈당지수입니다.

혈당지수(Glycemic Index, GI)는 특정 식품을 먹었을 때 혈당이 얼마나 빠르게 오르는지 보여주는 지표로, 포도당을 기준(100)으로 비교합니다. 값이 100보다 높아질수록 음식 섭취 후 혈당이 급격히 상승한다는 뜻이며, 이는 인슐린 분비를 과도하게 자극해 장기적으로는 인슐린 저항성을 일으킬 위험이 있습니다. 실제로 초창기 GI 분류에서는 과일이 중간 정도의 GI 식품으로 분류되어, 당뇨 환자나 다이어트를 하는 사람들에게 부정적인 인식을 심어주기도 했습니다.

그러나 GI는 각 식품의 실제 섭취량을 반영하지 못한다는 한계가 있습니다. 수박의 경우를 예로 들면, 수박 GI는 높지만 실제로 한 번에 먹을 수 있는 양은 그리 많지 않기 때문입니다. 따라서 수박 한 조각이 주는 혈당 부담은 생각보다 훨씬 적다는 것이지요.

이 빈틈을 메우기 위해 제안된 개념이 바로 혈당부하지수 (Glycemic Load, GL)입니다. GL은 GI 값에 해당 식품의 1회 섭취량 당 탄수화물 함량을 곱한 뒤 100으로 나누어 계산합니다. GL은 각 음식의 섭취량에 따라 혈당에 미치는 영향을 정확하게 보여주는 현실적인 지표입니다. GL이 10 이하라면 '낮은 혈당부하', 20 이상이면 '높은 혈당부하'로 평가됩니다.

GI가 '속도'를 알려주는 지도라면, GL은 '실제 거리'를 보여주는 나침반 같습니다. 두 지표를 함께 이해하면 음식이 우리 몸에 남기는 진짜 흔적을 더 정확하게 읽어낼 수 있습니다.

식품	혈당지수 GI (포도당 100)	1회 섭취량(g)	1회 섭취량 당 함유 당질량(g)	1회 섭취량 당 혈당부하지수 GL
대두	18	150	6	1
우유	27	250	12	3
사과	38	120	15	6
배	38	120	11	4
밀크초콜릿	43	50	28	12
포도	46	120	18	8
쥐눈이콩	42	150	30	13
호밀빵	50	30	12	6
현미밥	55	150	33	18
파인애플	59	120	13	7
페스트리	59	57	26	15
고구마	61	150	28	17
아이스크림	61	50	13	8
환타	68	250	34	23
수박	72	120	6	4
늙은호박	75	80	4	3
게토레이	78	250	15	12
콘플레이크	81	30	26	21

 아침과일습관 살찌지 않는 체질로 바꾸는 평생 건강 솔루션

표에서 보듯, 과일은 전반적으로 낮은 혈당부하지수를 보여 혈당에 주는 부담이 크지 않습니다. 이는 과일 속에 단순당만 있는 것이 아니라 풍부한 식이섬유가 함께 들어 있기 때문입니다. 식이섬유는 당의 소화와 흡수를 서서히 진행하게 해 혈당이 급격히 치솟는 것을 막아줍니다. 동시에 포만감을 오래 유지하게 해 불필요한 과식을 줄여주는 역할도 합니다.

반면, 가공 음료나 정제 곡물처럼 자연의 결이 사라진 식품들은 이야기가 다릅니다. 대체로 GI와 GL이 높으며, 습관적으로 많이 섭취하면 인슐린 저항성을 높이고 체지방 축적을 촉진할 수 있습니다. 다시 말해, 같은 탄수화물이라 해도 자연 그대로의 과일 한 조각과 가공된 설탕 음료 한 잔은 우리 몸에 남기는 흔적이 전혀 다르다는 사실입니다.

과일의 당과 설탕은 다르다?

과일의 단맛은 단순히 '설탕 맛'이 아닙니다. 포도당, 과당, 자당이 서로 다른 비율로 어우러져, 각 과일만의 고유한 풍미를 만들어냅니다. 중요한 점은, 과일 속 당분이 설탕과는 전혀 다른 방식으로 우리 몸에 작용한다는 사실입니다.

가공한 설탕은 대부분 순수한 자당(sucrose)으로 이루어져, 체내에 들어오면 곧바로 포도당과 과당으로 분해되어 빠르게 흡수됩니다. 특히 과당은 간에서 주로 대사되는데, 과도하게 섭취하면 간의 지방 합성을 촉진하고 인슐린 저항성을 일으킬 수 있습니다.

그러나 과일의 당은 혼자가 아닙니다. 수분과 식이섬유, 비타민, 미네랄, 식물영양소, 그리고 각종 효소가 함께 들어 있습니다, 당 흡수 속도를 완만하게 조절하고 대사 과정에서 생길 수 있는 부담을 줄여줍니다.

대규모 코호트 연구에 따르면, 규칙적인 과일 섭취는 실제로 제2형 당뇨병의 발병 위험을 낮추고, 이미 당뇨병이 있는 사람들에게도 혈당 관리와 합병증 예방에 긍정적인 효과를 보였습니다.

예를 들어, 사과 500g에 들어 있는 당분은 약 55g 정도에 불과합니다. 이를 일반적인 가공식품—과자, 초콜릿, 라면—에 들어 있는 수백 칼로리의 당과 지방과 비교하면 분명한 차이가 있습니다. 결국 중요한 것은 숫자에 매달려 과일을 제한하는 것이 아니라, 자연 그대로의 음식을 받아들이는 태도입니다. 과일은 체중 관리와 인슐린 민감도 개선에 도움을 주는 든든한 동반자입니다.

디저트 과일보다 아침 과일

특히 아침에 과일을 먹는 습관은 우리 몸에 신선한 활력을 불어넣습니다. 풍부한 수분과 비타민, 미네랄, 효소, 그리고 강력한 항산화 성분이 우리 몸에 들어와 세포 대사를 깨우고 위장에 부담을 주지 않으면서도 에너지를 효율적으로 전달합니다.

실제 임상 사례에서도, 아침 식전에 과일 500g을 섭취한 사람들

 아침과일습관 살찌지 않는 체질로 바꾸는 평생 건강 솔루션

은 혈당과 인슐린 수치 안정, 간 기능 개선, 독소 배출, 염증 완화, 체중감량 등 매우 긍정적인 결과가 있었습니다. 이는 '과일의 당분이 혈당을 높인다'는 흔한 오해와는 정반대의 증거입니다.

건강한 식습관은 단순히 칼로리를 제한하는 것으로 완성되지 않습니다. 음식의 질과 그 음식이 우리 몸에서 어떻게 작용하는지 이해하는 것이 핵심입니다. 그 점에서 과일은 단순한 간식이 아니라, 우리 몸의 균형을 회복시키는 순수한 자연의 음식입니다. 매일 아침 식탁에 과일을 올리기로 선택하는 것은, 체중을 조절하고 몸의 활력을 지키는 가장 단순하면서도 지혜로운 방법입니다.

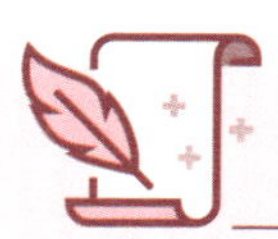

아침과일습관 성공공식

1. 인슐린 저항성을 알아두자!

인슐린 저항성은 세포가 인슐린 신호에 둔감해져 혈액 내 포도당을 효과적으로 흡수하지 못하는 상태로 당뇨와 대사질환을 일으킵니다.

2. 식품의 혈당지수와 혈당부하지수를 알아두자!

혈당지수 GI가 '속도'를 알려주는 지도라면, 혈당부하지수 GL은 '실제 거리'를 보여주는 나침반으로 혈당 반응을 실제 섭취량으로 반영한 유용한 지표입니다.

3. 과일 속 당에 대해 제대로 알자

과일에는 수분과 식이섬유, 비타민, 미네랄, 식물영양소, 각종 효소가 들어 있어, 혈당 관리에 긍정적인 영향을 미칩니다.

단백질 부족, 걱정할 필요없다

필수 비타민과 미네랄 부족을 걱정하는 사람은 드물지만, 단백질 부족을 우려하는 사람은 많습니다. 우유가 해로울지 모른다는 말을 들으면 우유 대체 식품을 열심히 찾아볼 정도로 단백질 보충에 진심인 사람이 많지요. 하지만 현실적으로는 단백질 결핍증에 걸릴 만큼 단백질이 부족한 사람은 거의 없습니다.

단백질 결핍증(콰시오커 Kwashiorkor)은 만성 영양실조증의 하나로, 주로 개발도상국 어린이들에게서 볼 수 있으며 복부 팽창과 다리 부종 증상이 나타납니다. 단백질 자체의 부족보다는 전반적인 음식 섭취 부족으로 인한 기아 상태에서 발생하지요. 그러니 오히려 과식하는 식습관을 바꾸어야 하는 현재 우리 상황에서는 전혀 상관없는 질환일 것입니다. 따로 챙겨 먹지 않아도 이미 우리는 충분한 단백질을 섭취하고 있습니다.

 아침과일습관 살찌지 않는 체질로 바꾸는 평생 건강 솔루션

단백질을 재활용한다고?

단백질은 인체의 모든 조직을 구성하는 영양소로 절대적으로 필요합니다. 근육과 피부, 머리카락부터 손톱, 발톱, 내장 기관인 심장과 간 등 모든 장기 구성은 단백질의 몫입니다. 단백질은 호르몬과 같은 생리 활성물질의 연료 역할도 합니다.

흥미로운 사실은 단백질이 매우 효율적으로 재활용된다는 점입니다. 탄수화물이 소화과정을 거치며 포도당으로 분해되듯이 단백질은 아미노산으로 분해됩니다. 여러 아미노산은 마치 레고블록처럼 펩타이드 결합을 하여 새로운 단백질 조직을 만들어냅니다. 같은 아미노산이라도 배열이 바뀌면 머리카락이 되기도 하고 손톱이 되기도 합니다.

사용된 단백질은 피부나 근육을 만드는 데 재사용됩니다. 단백질을 재활용하는 아미노산 저장소라는 효율적인 시스템이 있어서 전체적으로 단백질이 부족할 경우 낡은 세포를 분해해 채워놓습니다. 따라서 단백질 보충을 위해 고기를 많이 먹게 되면 아미노산과 독소만 넘쳐날 뿐 근육이 더 증가하지는 않습니다.

근육은 운동을 통해서 증가합니다. 일반적으로 근섬유 수는 태어날 때의 개수에서 많이 늘어나지 않습니다. 매우 혹독한 훈련을 통해 근섬유 분열이 일어나기도 한다는 보고가 있지만, 대부분은 하부 근섬유가 찢어지고 회복하는 과정에서 근섬유가 비대해집니다. 마치 상처가 나면 새살이 돋으면서 그 부위가 두꺼워지는 것

처럼 근섬유의 크기가 커집니다. 따라서 운동하지 않고서는 근육
이 늘어나기 어렵고, 일반인이 굳이 단백질을 더 보충한다고 해서
늘어나는 것도 아닙니다.

동물성 단백질, 무엇이 문제일까?

지나친 동물성 단백질 섭취는 오히려 건강에 해롭습니다. 미국
코넬대 콜린 캠벨(Collin Campbell) 박사는 필리핀 저소득층 어린이
들의 건강 문제를 연구하던 중, 오히려 부유한 가정 아이들이 간암
에 더 잘 걸리는 사례를 발견했습니다. 고기를 자주 많이 먹으면
서 건강 상태가 더 안 좋아진 것입니다.

미국 의사 존 맥두걸(John McDougall)은 동물성 단백질이 각종 질
병의 원인임을 강조합니다. 그는 육식 위주의 식사로 10대에 중풍
과 비만으로 고생하다가 곡물 위주의 채식으로 건강을 회복했다
고 합니다. 《병 안 걸리고 사는 법》의 저자 신야 히로미(Hiromi
Shinya)는 대장폴립으로 고생하는 미국인들의 장 상태는 일본인들
과는 달리 현저히 딱딱하고 울퉁불퉁한 것을 확인했습니다. 그 원
인은 육류 섭취였습니다.

동물성 단백질이 문제가 되는 이유는 섭취한 양 그대로 100% 소
화되지 않기 때문입니다. 단백질은 완전연소 되기 어려울 뿐만 아
니라, 부산물로 요산과 요소, 암모니아가 발생하는데 이것들이 몸
에 쌓여 각종 질병의 원인이 됩니다.

     아침과일습관 살찌지 않는 체질로 바꾸는 평생 건강 솔루션

이 부산물들은 산성을 띠게 되어 우리 몸이 이를 중화시키려고 칼슘을 지나치게 사용하게 됩니다. 그래서 뼈의 주성분인 칼슘이 급격하게 빠져나가 골다공증이 일어나기도 합니다.

흰쥐에게 단백질 함량이 30~40%인 사료를 먹였을 때 물을 많이 먹어 신장이 비대해졌다는 연구 결과가 있습니다. 우리 몸에서 필터 역할을 하는 신장이 과로하게 되면 신장염이나 신우신염 같은 질병이 생깁니다. 부산물인 요소가 다 처리되지 못하여 관절에 쌓이면 통풍 증세가 나타나기도 합니다. 몸에 좋은 줄 알고 먹었던 보양식이 관절과 신장에 손상을 주는 결과를 낳습니다.

단백질, 얼마나 어떻게 먹을까

단백질이 가장 필요한 대상은 쑥쑥 자라는 아기입니다. 그런데 아기가 먹는 모유의 단백질 함량은 겨우 6~7%입니다. 하루 총칼로리의 10% 이상을 단백질로 섭취한다면 과잉 섭취입니다. 더는 성장하지 않는 성인이 하루가 다르게 체조직이 자라나는 아기보다 단백질을 더 많이 먹을 이유는 없습니다.

한국영양학회에서 권하는 단백질 권장량은 체중 1kg당 0.83g이고, 캐나다 맥마스터대학 마크 타노폴스키(Mark Tarnopolsky) 박사는 일반인이 주 3~5회, 45분~1시간가량 운동할 때 체중 1kg당 0.9g 정도의 단백질 섭취를 권장합니다. 보통 성인 기준으로 하루

40~70g 정도면 충분합니다.

미국 예일대에서 신기록을 세웠던 운동선수 8명에게 단백질을 하루 64g 정도로 소량만 섭취하게 했을 때, 오히려 운동능력이 35%나 개선되었다고 합니다.

어떤 단백질을 먹으면 좋을까요? 단백질은 고기에만 들어 있는 것이 아닙니다. 우리 몸에서 꼭 필요한 필수 아미노산은 식물성 음식에서도 모두 얻을 수 있습니다. 채소와 과일의 단백질 함유량은 시금치 30%, 아스파라거스 27%, 브로콜리 20%, 오이 11%, 토마토 12%, 복숭아 8%, 살구 10%, 현미 8%, 김 36% 등입니다.

장수마을로 알려진 일본 오키나와와 파키스탄 훈자 마을 사람들은 제철 과일과 채소를 통해 필수 아미노산을 공급받았습니다. 그들의 주식은 바나나, 당근, 옥수수, 양배추, 오이, 완두콩, 감자, 견과류였습니다.

단백질 보충제 없이도 아침 과일과 한식을 먹고 운동하면 근육량은 증가합니다. 우리가 평소 먹는 과일과 채소, 통곡식과 견과류, 씨앗류, 콩류 위주의 한식으로도 충분한 단백질을 얻을 수 있습니다.

헬스장에서 개인트레이닝을 받으며 닭가슴살 샐러드만 먹던 K씨는 아침 과일과 한식으로 바꾼 후 오히려 한 달 만에 체지방은 6kg 감소하고 근육은 1.2kg 증가했습니다. 다양한 영양소가 근육 증가에 도움이 된 것입니다. 과일과 견과류, 채식 위주의 식사로 바꾼 P씨도 근감소증은 전혀 없이 체지방만 8%가 줄었습니다. 무

　　　아침과일습관　살찌지 않는 체질로 바꾸는 평생 건강 솔루션

엇보다 만성 비염이 체지방과 함께 사라지는 놀라운 다이어트를 경험했습니다.

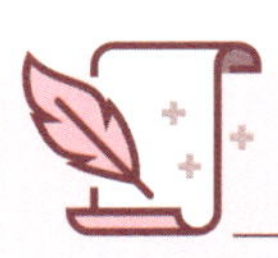

아침과일습관 성공공식

1. 단백질 부족, 걱정하지 말자!

우리는 이미 충분한 단백질 섭취 중. 오히려 필수 비타민과 미네랄 부족을 걱정합시다.

2. 단백질은 재활용된다!

사용된 단백질은 피부나 근육을 만드는 데 재사용되니, 단백질 보충보다는 운동하는 게 좋습니다.

3. 아침 과일과 한식으로 단백질을 보충하자!

과일과 견과류, 채식 위주의 식사로도 충분한 단백질을 얻을 수 있고, 운동하면 근육량은 증가합니다.

완전연소 다이어트의 비밀

0칼로리, 꿈이 아니다!

완전소화와 완전연소가 이루어지면 몸에 남는 것은 0칼로리입니다. 우리가 먹은 모든 음식이 몸에 쌓이지 않고 완전히 연소되면 다이어트는 더는 걱정거리가 아닐 것입니다. 섭취한 음식을 영양소별로 나누고 그 분량을 그램 단위로 바꾸어 일일이 칼로리를 계산하는 다이어트는 피곤합니다. 오래 지속하기도 어렵습니다. 살찌는 근본 원인을 개선하면 더 쉽고 행복한 다이어트가 될 수 있습니다.

완전소화와 완전연소 식사법은 잘 먹는 방법에서 출발합니다. 건강하고 예쁘게 살 빼는 다이어트는 씹는 것부터 시작됩니다. 물기 없는 음식을 한 입당 50번 정도씩 완전히 씹어서 죽처럼 되게 만든 후 삼키는 방법입니다.

그런데 한국인의 식탁에는 물이 많은 국과 찌개가 필수입니다. 바쁘다는 이유로 또 습관적으로 별로 씹지 않고 음식을 삼켜 대부분 한 끼 식사는 10~15분 정도면 끝납니다. 음식의 맛이나 향, 모양을 느낄 틈도 없습니다.

우리나라는 위암 1위 국가라는 불명예스러운 타이틀을 달고 있습니다. 깨끗하지 않은 갠지스강물을 마시며 손으로 카레를 먹는 인도인보다 우리나라 사람의 위암 발생률이 더 높은 것 같습니다. 그뿐만 아니라 위염, 위궤양과 담적(끈적한 노폐물이 위장에 쌓여 있는 상태), 심지어 위와 연관된 질환인 역류성 식도염까지, 위 편한 사람을 찾기 힘든 정도입니다. 간혹 위 건강에 문제가 생기는 것은 맵고 짠 음식을 많이 먹어서라고 하지만, 소화의 원리로 살펴보면 소화를 더디게 만드는 국과 찌개 문화도 한몫한다고 볼 수 있습니다.

국물은 소화를 어떻게 방해하나

우리가 평소 먹는 밥이 소화되는 과정을 살펴보겠습니다. 밥은 탄수화물로 1차적으로는 침에 있는 소화효소인 아밀라아제에 의해 분해됩니다. 이 과정이 잘 이루어지지 않으면, 2차적으로 췌장에 있는 아밀라아제를 사용합니다. 이렇게 밥은 포도당으로 잘 분해되어 우리 몸의 1차 에너지원으로 아주 중요하게 쓰입니다.

그런데 국에 밥을 말아 씹지도 않고 후루룩 삼키거나 식사 도중

물을 벌컥벌컥 마시면 어떻게 될까요? 소화효소인 아밀라아제가 물에 희석됩니다. 희석된 소화효소는 효율이 떨어질 수밖에 없습니다. 위는 소화액이 부족한 음식을 소화하려고 더 격렬하게 위장 운동을 하고, 췌장은 침샘이 못한 일을 처리하려고 소화효소를 과도하게 분비합니다. 이처럼 국물이 가득한 식사는 위와 췌장을 과로하게 만듭니다.

몸속에서 음식물이 썩고 있다고?

완전소화되지 않은 음식물은 심각한 문제를 일으킵니다. 탄수화물이 완전연소되지 않으면 장 속에서 썩어버리는 현상, 즉 이상발효를 일으킵니다. 단백질은 장 속에서 부패하고 지방은 산패됩니다. 이는 섭취한 음식이 몸속에서 상해버렸다는 뜻입니다. 영양소가 되기는커녕 처리해야 할 골치 아픈 쓰레기가 되는 것입니다.

이는 마치 식탁 위의 음식을 1주일 정도 그대로 방치하여 상해버린 상태와 같습니다. 몸속에 음식물 쓰레기를 그대로 담아두고 싶은 사람은 아무도 없을 겁니다. 하지만 자신도 모르게 쓰레기가 쌓이게 만드는 식사를 꽤 자주 합니다.

몸속에서 일어나는 이상발효와 부패, 산패는 가공식품을 섭취했을 때 더 심합니다. 가공식품은 그저 단순한 음식이 아닙니다. 과자나 라면, 에너지바 등 편의점과 마트에서 파는 수많은 탄수화물 가공식품에는 수십 가지 첨가물이 들어 있습니다. 간단한 요기

거리로 먹는 삼각김밥이나 샌드위치에도 40여 종 이상의 첨가물이 들어갑니다.

가공식품을 제조할 땐 각종 향과 색으로 진짜보다 더 진짜 같은 흉내를 냅니다. 문제는 이렇게 화학물질이 많이 첨가된 음식이 몸속으로 들어오면 소화기관이 엄청나게 고생한다는 점입니다. 첨가물은 우리 몸에서 처리해야 할 쓰레기이지 영양소가 아닙니다. 따라서 첨가물이 들어간 음식은 완전히 소화하기가 어렵습니다.

특히 통조림 식품은 첨가물과 함께 변형을 일으킵니다. 소화관 내벽의 점액질 보호막을 강하게 자극합니다. 노폐물이 늘면서 림프 순환에도 문제가 생깁니다. 림프는 몸속 노폐물을 배출하는 역할을 하는데, 소화가 덜 된 찌꺼기나 독소가 많으면 많을수록 림프관 곳곳이 막힙니다. 림프 순환이 잘되지 않으면 복부팽만과 림프 부종이 생기고 체지방은 더 쌓일 수밖에 없습니다. 소화기관의 기능이 떨어지고 신진대사가 느려집니다.

다이어트를 위해 각종 비타민이 함유된 저칼로리 식품을 주로 먹었는데, 오히려 몸이 망가져 살이 더 찌는 아이러니한 일이 일어나는 경우도 있습니다. 때로는 소화되지 않은 노폐물이 소화기관에서 몇 주일에서 몇 년까지 머무를 수도 있습니다. 과다하게 쌓이는 노폐물을 처리하면서 소화기관은 숙변으로 가득 차게 되고, 비만뿐 아니라 유방암, 대장암, 췌장암 같은 암이 발생할 위험도 늘어납니다.

장이 불편한 음식은 좋은 음식이 아니다

자연의 음식이라도 탄수화물과 단백질, 지방의 잘못된 배합은 장내미생물 총의 불균형을 가져옵니다. 소화가 안 된 부패물은 유해균의 먹이가 되어 유해균 수가 폭발적으로 늘어나고 유익균은 상대적으로 줄어듭니다. 유해균이 지나치게 늘어나면 신진대사가 원활하지 않게 되어 살찌는 몸이 됩니다.

특히 문제가 되는 성분은 단백질 대사산물입니다. 제대로 소화되지 않은 아미노산과 단백질은 유해균을 통해 인돌, 스카톨, 아민, 암모니아, 페놀, 황화수소 등으로 바뀝니다. 심지어 이런 질소화합물은 나이트로소아민이라는 강력한 발암물질도 만들어냅니다. 장 속 혈액순환을 통해 혈액으로 스며들어 비만과 여러 만성질환, 난치병의 원인이 됩니다.

이런 독소는 현대의학의 장비로도 발견하기 어렵습니다. 피부와 각종 장기에 스며든 독소들로 생긴 질병인데, 원인을 알 수 없는 '스트레스성' 질환 진단을 받기도 하지요.

부패하고 변질된 음식의 독소는 장누수증후군을 일으키기도 합니다. 영양분을 섭취하는 융모의 세포 결합이 느슨해지며 틈이 생기고, 그 틈으로 장내 노폐물이 장 밖으로 새어 나가 심각한 염증을 일으킵니다. 장누수증후군은 천식이나 아토피 같은 알레르기와 크론병, 궤양성 대장염 등의 자가면역질환의 원인이 되며, 만성피로를 유발하기도 합니다. 장이 불편하면 행복 호르몬인 세로토닌이 분비되지 않아 우울감을 겪으며 스트레스에 민감한 상태가 됩니다.

완전연소를 위한 올바른 식사법

저는 20대 후반에 소화불량으로 속이 늘 불편했습니다. 그래서 섭취한 음식을 완전히 연소시켜 보겠다고 결심하고 식사할 때마다 국물 없이 먹기와 꼭꼭 씹어먹기를 실천했습니다. 국물 없이 밥과 나물 반찬을 50번 정도 꼭꼭 씹어서 침으로 죽처럼 만든 후에 삼키는 식사법을 시도한 것입니다.

사실 저는 국물 있는 요리를 좋아하고 오랫동안 국물에 밥 말아 먹는 습관이 있어 완전연소를 위한 실천이 쉽지는 않았지만 신선한 식사법이었습니다. 그렇게 식사하고 나면 포만감으로 든든하면서도 식곤증 없이 속은 아주 편했습니다. 배고픔 없이 체중은 점점 줄어들었습니다. 제 몸에 들어온 음식이 에너지로 완전히 사용되는 느낌이었고, 아주 특별한 경험이었습니다.

이렇게 섭취한 음식의 완전연소는 살찌지 않는 건강한 몸을 만들어줍니다. 음식의 맛을 입에서 오감으로 느끼며 여유 있게 식사해 보시기 바랍니다. 순수한 자연의 음식은 가공한 저칼로리 음식보다 우리 몸을 이롭게 합니다.

완전연소되어 살찌지 않는 식사법을 꼭 실천해 보세요.

밥은 입에서 꼭꼭 씹어서 삼키는 것이 매우 중요합니다. 국물 요리나 식사 중 물 마시기는 피하고, 음식 자체의 수분으로 소화하는 것이 좋습니다. 만약 국물 요리가 너무 먹고 싶다면, 국부터 먹고 밥은 따로 꼭꼭 씹어서 삼키는 것이 좋습니다. 잘 씹은 음식물은 소화효소와 잘 섞여서 완전히 소화되고 연소되어 몸에 노폐물을 남기지 않습니다. 이것이 살찌지 않는 방법, 노폐물을 남기지 않는 완전연소 식사법입니다!

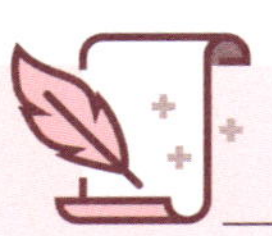

아침과일습관 성공공식

1. 완전소화 완전연소를 알자!

우리가 먹은 음식이 모두 소화되어 몸에 쌓이지 않고 연소되면

다이어트는 끝! 완전소화와 완전연소가 이루어지면 몸에 남는

것은 0칼로리입니다.

2. 식사할 땐 국물 조심!

소화효소가 희석되어 효율이 떨어지면, 완전 소화와 연소가

어렵고 소화기관은 과로합니다.

3. 올바른 식사법으로 완전연소시키자!

식사할 때마다 국물 없이 먹기와 꼭꼭 씹어먹기를 실천합시다.

독소를 지우는 힘, 간의 건강

살이 찌는 진짜 이유는 가공식품 때문이다

요즘 사람들이 살이 잘 찌는 진짜 이유는 과다한 열량을 섭취해서라기보다는 가공식품의 독성 때문입니다. 비만한 사람 중에는 빵, 라면, 탄산음료, 햄버거 등을 즐기는 사람이 많을 것입니다. 반면, 채소나 과일, 고구마, 현미밥, 친환경 고기와 지방을 많이 먹어서 살이 쪘다는 사람은 드뭅니다.

가공식품에 포함된 각종 식품첨가물과 화학물질은 간을 손상시키고 지방 분해를 비롯한 대사 작용과 해독 능력을 떨어뜨립니다. 그러면 필연적으로 체중 증가로 이어지기에, 진짜 똑똑한 다이어터는 살을 뺄 때 간 해독부터 먼저 시작합니다. 탄수화물, 단백질, 지방을 어떤 비율로 먹어야 할까 고민하는 것은 그다음 문제입니다.

간을 공격하는 가공식품 속 첨가물

가공식품이 수많은 첨가물을 사용하는 이유는 맛과 향의 유지, 보존 기간 연장, 영양소 강화 등을 위해서라고 알고 있습니다. 그런데 첨가물 가운데는 안전성이 충분히 보장되지 않은 물질도 있어 우리의 간을 조용히 공격한다는 사실은 잘 모르고 있습니다. 우리가 자주 접하는 몇몇 식품 첨가물을 살펴보겠습니다.

고과당 옥수수시럽(HFCS): 가장 대표적인 식품 첨가물로, 설탕보다 값이 싸고 단맛이 강해 음료와 과자, 각종 소스에 널리 쓰입니다. 문제는 과당이 간에서만 대사된다는 점입니다. 과도하게 섭취한 과당은 지방으로 전환되어 간에 쌓이면서 비알코올성 지방간을 만들고, 혈액 속 요산 수치를 끌어 올려 대사증후군의 위험을 높이며, 인슐린 저항성을 불러오는 독성 물질입니다.

합성착색료: 아이들이 좋아하는 사탕, 아이스크림, 탄산음료에 들어 있는 합성착색료도 간에 부담을 줍니다. 화학적으로 만든 이 색소들은 화려한 색감을 내지만, 해독 과정에서 간 효소를 소모하고 활성산소를 발생시킵니다. 일부 색소는 동물실험에서 간 종양 발생과 관련 있음이 보고되었습니다. 눈에 즐겁게 보이는 색이 사실은 간을 위협하는 신호일 수 있는 셈이죠.

 아침과일습관 살찌지 않는 체질로 바꾸는 평생 건강 솔루션

합성감미료: 아스파탐, 사카린, 수크랄로스 같은 인공 감미료는 칼로리가 거의 없어 '무설탕'이라는 이름으로 소비자들을 안심시킵니다. 그러나 장내미생물 균형을 무너뜨려 간의 대사 기능에 간접적으로 부담을 줍니다.

실험에서는 합성감미료가 간 효소 수치를 높이고 산화 스트레스를 일으킨다는 결과가 나왔습니다. 장기간 섭취하면 뇌의 식욕억제 중추와 포만 중추를 관리하는 시상하부를 지속적으로 자극하여 식욕 조절에 부정적인 영향을 끼칩니다. 겉은 달콤하지만, 속은 쓰디쓴 대가를 치를 수 있습니다.

방부제와 산화방지제: 보존성과 바삭함을 위해 사용되는 이 첨가물들도 만만치 않은 악당입니다. 탄산음료와 통조림, 가공육에 흔히 들어가는 벤조산나트륨, BHA, BHT 같은 물질은 간의 해독 효소계를 과부하 시켜 해독 능력을 떨어뜨립니다. 장기간 섭취하면 활성산소가 늘어나 간세포가 손상되고, 동물실험에서는 심지어 간암 발생 가능성까지 제기되었습니다. 오래 두고 먹을 수 있는 편리함 뒤에는 간이 치르는 대가가 숨어 있습니다.

질산염과 아질산염: 가공육에 빠지지 않는 첨가물인 질산염과 아질산염은 더 심각합니다. 햄과 소시지, 베이컨의 선명한 붉은색과 오래가는 저장성은 바로 이 첨가물들 덕분입니다. 하지만 체내에 들어오면 단백질과 결합해 나이트로사민이라는 강력한 발암물질로 바뀌게 됩니다. 간은 이를 해독하는 과

정에서 DNA 손상과 세포 변이를 겪을 수 있습니다. 세계보건기구가 가공육을 1급 발암물질로 분류한 것도 이 때문이죠.

합성항산화제(Tertiary-butyl hydroquinone, TBHQ): 마지막으로 주목해야 할 성분은 바로 합성항산화제로 라면, 냉동식품, 너깃, 튀김류에서 흔히 볼 수 있으며 석유에서 유래한 물질입니다. 기름이 산화되는 것을 막아 바삭함을 오래 유지하게 하지만, 본래는 살충제와 바니시(니스), 화장품 원료 등으로 쓰이는 물질이지요. 적은 용량으로도 간독성과 세포 돌연변이를 일으킬 수 있고, 고용량을 섭취하면 생명을 위협할 수도 있습니다.

세계보건기구는 이러한 식품 첨가물들의 섭취 기준치를 정해놓았지만, 어디까지나 허용치일 뿐 결코 인체에 필요하거나 유익한 성분은 아닙니다. 가공식품에 첨가물을 사용하는 이유는 값싸고 오래가며 맛과 색을 돋보이게 하려는 것이지 건강 때문이 아닙니다. 우리 몸에는 해로운 독성 물질일 뿐입니다.

간은 우리 몸의 복합 화학 공장이다

앞에서 언급한 식품 첨가물들이 간에서 해독되지 않으면 혈액, 뇌, 심장 등 주요 기관으로 퍼져 염증을 일으킬 수 있습니다. 몸속에 독소가 지나치게 많아지면 간은 독소를 지방으로 전환해 일시적으로 저장합니다.

     아침과일습관 살찌지 않는 체질로 바꾸는 평생 건강 솔루션

본래 간은 우리가 섭취한 영양분을 소화 분해하고 필요한 영양소를 합성하여 생명 유지에 꼭 필요한 에너지와 물질로 전환하는 등의 대사 작용을 합니다. 남은 포도당과 아미노산은 글리코겐으로, 콜레스테롤은 아미노산·당·지방산으로 합성하여 저장합니다. 간이 나빠지면 이 과정들이 원활히 이루어지지 않으며, 지방간·고지혈증·영양 불균형이 발생합니다.

지용성 비타민(A, D, E, K)과 혈장을 구성하는 알부민, 헤파린, 철분, 구리 등의 미네랄 역시 간에 저장됩니다. 간이 망가지면 저장 기능도 무너져 온몸의 건강에 심각한 영향을 미칩니다.

이처럼 간은 우리 몸에 들어온 영양소를 효율적으로 저장하고 활용하는 데 중추적인 역할을 합니다.

간의 주요 기능	영양소 저장과 합성
영양소 저장	포도당과 아미노산을 글리코겐 형태로 저장
	지용성 비타민(A, D, E, K)과 철분, 구리 같은 미네랄 저장
영양소 합성	혈장 단백질인 알부민이나 콜레스테롤 등을 합성

독소가 많으면 지방 대사는 느려진다

간은 분당 2리터의 혈액을 해독하는 강력한 시스템을 갖춘 우리 몸의 '해독 공장'입니다. 외부에서 들어온 식품 첨가물, 알코올, 약물, 환경 독소, 과식 습관 등으로 몸에 독소가 쌓이면, 간은 생존에 더 시급한 해독 과정에 우선하여 자원을 투입합니다. 그 결과 지방 대사는 뒤로 밀리며 효율이 떨어집니다.

간은 지방을 에너지로 쓰는 '지방산 산화'를 담당하지만, 독소 해독에 많은 효소와 에너지를 소모하면 지방 분해가 잘되지 않고 오히려 지방 합성이 활발해질 수 있습니다. 또한 담즙 생성 및 분비가 원활하지 않아 지방을 소화하거나 배출하는 것이 잘 이루어지지 못하고, 해독되지 못한 독소는 지방과 결합해 몸속에 저장됩니다. 이 과정은 지방간, 내장지방, 인슐린 저항성을 일으킵니다.

즉, 간은 해독과 지방 대사를 동시에 수행하지만, 우선순위는 해독입니다. 따라서 지방이 쌓이지 않는 날씬한 몸이 되려면 무엇보다 간을 보호하고 기능을 회복하는 것이 핵심입니다.

간 건강을 위한 해독 식사

아침 공복에 먹는 과일은 간세포를 재생시키는 데 가장 효과적인 음식입니다. 포도, 감귤류, 블루베리에는 강력한 항산화 성분인 폴리페놀(polyphenol)이 풍부하게 들어 있습니다. 양배추, 브로콜리, 콜리플라워 등 겨잣과 채소는 간의 해독 효소 생성을 돕는 설포라판(sulforaphane)을 함유하고 있습니다. 해독에 꼭 필요한 아미노산은 글리신(glycine), 시스테인(cysteine), 글루타민(glutamine), 메티오닌(methionine) 등입니다. 메티오닌은 지방간 예방에 좋은 콜린(choline)을 생성하며, 조개류와 통곡물을 통해 섭취할 수 있습니다.

간 건강을 위해 피해야 할 가장 우선순위 음식은 가공식품입니

 아침과일습관 살찌지 않는 체질로 바꾸는 평생 건강 솔루션

다. 더불어 과식과 야식 같은 잘못된 식습관도 없애야 합니다. 간은 잠자는 동안 해독 작용을 하므로 야식은 간의 활동을 방해합니다. 과식은 해독할 독소의 양을 늘리는 나쁜 식습관입니다.

아침과일습관 성공공식

1. 소중한 간을 알자!

간은 영양분을 소화 분해하고 필요한 영양소를 합성하여 생명 유지에 필요한 에너지와 물질로 전환하는 대사 작용과 몸속 독을 해독하는 우리 몸의 복합 화학 공장입니다.

2. 살을 빼려면 간 해독 먼저!

살이 잘 찌는 진짜 이유는 열량 과다보다는 각종 식품 첨가물과 화학물질이 간을 손상하고 지방 분해를 비롯한 대사 작용과 해독 능력을 떨어뜨리기 때문입니다.

3. 간 건강을 위한 해독 식사를 하자!

간세포 재생에 가장 효과적인 음식은 아침 과일이며, 피해야 할 가장 우선순위 음식은 가공식품입니다. 과식과 야식도 간의 활동을 방해하니 피해야 합니다.

아침 바나나똥은 완전소화의 증거

변비는 위험해!

열흘에 한 번 정도 대변 보는 사람은 다른 사람도 다 그런 줄 압니다. 요즘 젊은 여성 중에는 만성적인 변비 상태인 사람이 많습니다. 변을 보아도 토끼 똥같이 마르고 자잘한 모양입니다. 이런 딱딱한 토끼 똥은 장 속에 100시간 이상 머물러 있었다는 뜻입니다.

만약 실온이 36.5℃인 집 안 식탁 위에 고기가 100시간이 넘게 방치되어 있었다고 상상해 봅시다. 부패한 고기에서 나는 썩은 내는 생각만 해도 끔찍하지 않나요? 사실 닷새 이상 변을 보지 못하는 분들의 장 속 환경이 이와 같습니다.

대변이 장에 오래 머물게 되면 수분과 변의 독소가 장에 흡수됩니다. 독소는 간에 전달되고 그 주변 장기인 담낭과 신장, 폐, 뇌에까지 퍼질 수 있습니다. 장에서 퍼져나간 독소가 때로는 편두통의 원인이 되어 심리적으로 불안정하고 우울해질 수 있습니다. 이런 악순환이 반복되며 온몸의 신진대사가 떨어지면 지방 분해 역시 더딜 수밖에 없습니다.

바나나똥은 완전연소의 증거다

황금색 바나나똥은 몸이 음식을 잘 소화해 완전연소했다는 증거입니다. 대변은 음식 찌꺼기와 함께 내려온 각종 대사물질이 만들어낸 작품입니다. 대변의 70%는 수분이고 30%는 고형 물질인데, 소화가 안 된 채소의 섬유질, 음식 부산물, 수명을 다한 적혈구와 백혈구 등 사멸된 세포들과 장내 세균 사체들이 섞여 있습니다.

건강한 변은 물에 떠서 '부변'이라고도 하고 바나나 모양을 닮아 바나나똥이라고도 합니다. 모양과 굵기도 바나나 같고 향이 거의 없거나 살짝 고소한 냄새가 납니다. 탄수화물과 단백질, 지방이 완전하게 연소되어 불필요한 찌꺼기만 나간 형태입니다. 바나나똥은 건강한 다이어트의 목표입니다.

국물 없이 밥을 50번 정도 꼭꼭 씹어서 먹기, 활발한 장 연동운동, 장내미생물에 좋은 식이섬유의 적절한 섭취, 자율신경의 안정적인 작용이 함께하여 건강한 배설이 이루어집니다. 변비가 생기는 이유는 이 네 가지가 잘 이루어지지 않은 결과입니다.

과일 식이섬유가 만드는 기적

저는 어느 병원의 만성변비 환자 프로그램의 자문을 맡은 적이 있습니다. 그 환자는 병원 치료와 온갖 방법을 시도했지만 변비는 30여 년 동안 계속되었습니다. 저는 그분에게 장 클렌징이 필요하다고 판단되어 수분이 많은 과일만으로 식사하게 했습니다. 그러자 2주 현미식과 유산균 식단으로는 해결되지 않았던 변비가 불과 몇 개의 과일로 단 이틀 만에 상쾌하게 해결되었습니다.

아침 과일 식사를 시작하는 분들의 첫 경험은 바로 쾌변입니다. 과일은 에너지를 주면서 변비도 예방하는 탁월한 식사이지요. 건강한 변을 만드는 성공 주역은 바로 과일의 식이섬유입니다. 식이섬유에는 물에 녹는 수용성 식이섬유와 녹지 않는 불용성 식이섬유가 있습니다.

수용성 식이섬유는 물에 녹아 장에서 부드러운 젤 형태로 바뀝니다. 소장이 영양소를 부드럽게 흡수하도록 혈당 상승을 막고 장이 콜레스테롤을 흡수하지 않게 막아줍니다. 적절한 장내세균총 구성 상태를 유지해 면역력을 높이며 암이 발생하지 않게 도와줍니다. 잘 익은 딸기와 사과, 키위와 바나나에는 수용성 식이섬유인 펙틴(pectin)이 풍부합니다.

불용성 식이섬유는 식물의 세포벽 성분으로 물에 녹지 않는 대신 물을 흡수해 부풀어 오릅니다. 식물의 섬유질은 독소를 흡착하고, 양이 늘어난 식이섬유는 장벽을 자극하여 장이 활발하게 연동

  살찌지 않는 체질로 바꾸는 평생 건강 솔루션

운동을 하게 하여 배설을 촉진합니다. 불용성 식이섬유는 통곡물, 콩, 채소, 과일 껍질 등에 풍부하게 들어 있으며, 셀룰로스 (cellulose), 리그닌(lignin) 등이 대표적입니다.

　다양한 다이어트를 시도하다 보면 과연 제대로 된 다이어트를 하고 있는지 헷갈리기도 합니다. 그때는 변을 확인하면 됩니다. 좋은 탄수화물과 좋은 지방을 적절히 배합한 식단으로 완전소화 완전연소하면 물에 뜨는 부변이 나옵니다.

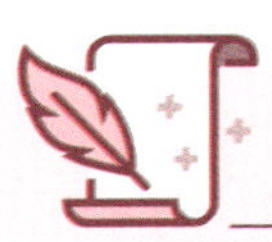

아침과일습관 성공공식

1. 변비는 다이어트의 적!

　변비의 독소는 간뿐만 아니라 담낭과 신장, 폐, 뇌에까지 퍼질 수 있으며, 불안하고 우울하게도 합니다. 악순환이 반복되어 신진대사가 떨어지면 지방 분해가 더뎌 살이 찔 수밖에 없습니다.

2. 황금색 바나나똥을 만들자!

　바나나똥은 음식물이 완전히 연소되어 불필요한 찌꺼기만 나간 형태로 건강한 다이어트의 목표입니다.

3. 식이섬유를 충분히 섭취하자!

　특히 아침 과일은 에너지를 주면서 변비도 예방하는 탁월한 식사입니다. 단 몇 개의 과일로 변비가 해결되기도 합니다.

장이 건강하면 매일이 빛난다

"올해도 열심히 똥으로 치료하겠습니다."

연세대 의대 소화기 내과의사가 한 인터뷰에서 난치성 궤양성 대장염 치료에 관해 한 말입니다. 다소 파격적으로 들리지만, 장 내미생물이 난치성 장 질환 치료에 핵심적인 역할을 한다는 사실을 강조한 것이지요.

실제로 최근 의학계에서는 건강한 사람의 변으로 환자의 장내 유익균을 늘리는 분변 이식술이 시행될 만큼, 장 건강은 단순히 소화기 문제를 넘어 온몸 건강과 직결되는 요소로 주목받고 있습니다.

우리 몸 장 속에는 약 300~400종, 무려 38조 개에 달하는 미생물이 서식하고 있습니다. 이를 장내세균총 또는 장내 플로라(flora)라고 부릅니다. '총(叢)'은 영어로는 '플로라(flora)'로, 식물군, 풀 무리, 꽃밭이라는 뜻입니다. 즉, 장은 풀과 꽃이 어우러진 생태계처럼 다양한 미생물이 어울려 살아가는 공간입니다.

이 장내 생태계에는 유익균과 유해균, 상황에 따라 역할을 달리하는 중간균이 존재합니다. 건강한 상태에서는 유익균이 약 85%, 유해균이 약 15%를 차지하며 균형을 이룹니다. 정원에 잡초가 무성하면 꽃이 잘 자라지 못하듯, 장 속의 '균형 잡힌 꽃밭'이 잡초로 엉클어지기 시작하면 우리 몸도 건강을 유지하기 어렵습니다.

장내미생물은 단순히 소화를 돕는 조력자 역할을 하는 것이 아닙니다. 우리 몸이 스스로 만들어내지 못하는 비타민을 합성하고 지방 대사에 관여하며 소화효소를 만드는 등 우리 건강에 꼭 필요한 역할을 합니다. 면역 체계 강화나 호르몬 생성과 같은 다양한 생리 활동에도 깊이 관여합니다.

장내미생물 균형이 깨지면 다양한 증상이 나타날 수 있습니다. 과민성장증후군(IBS)은 그중 하나로, 특정 유해균이 장 신경계와 장운동 조절에 영향을 미치면서 복부 팽만감, 설사, 변비 같은 불편한 증상이 생깁니다. 실제 임상 연구에서 장내미생물 균형을 위해 프로바이오틱스를 투여했을 때 과민성장증후군 증상 완화에 도움이 되었음을 확인하였습니다. 이는 장내미생물 구성을 조절하면 장 기능이 직접 개선된다는 뜻입니다.

건강이 나빠지는 건 장내 유해균 탓?

장내 유해균이 증가하면 장 속 pH 균형을 무너뜨리고 담즙산

대사를 방해합니다. 일부 세균은 담즙산을 비정상적으로 변형시켜 지방 대사의 효율을 떨어뜨리고, 설사나 지방변을 일으킬 수 있습니다. 단백질과 탄수화물 대사가 원만하지 않아 가스와 독소 때문에 복부 팽만감과 복통이 더 심해지기도 합니다.

장내 유해균은 특정 독소를 만듭니다. 이를 내독소(endotoxin, 세포외막을 구성하는 지질다당류의 일부)라고 하는데, 내독소가 장벽을 넘어 혈류로 들어오면 지방간과 만성 간염을 유발할 수 있습니다. 즉, 장 속 환경이 나쁘면 단순히 소화가 불편한 정도가 아니라 간 건강뿐만 아니라 온몸 건강에도 악영향을 끼칠 수 있습니다.

장내 유해균은 면역력에도 상당한 영향을 끼칩니다. 우리 몸 면역력의 약 70%를 장이 담당하는데, 소장 융모에 있는 파이어판(Peyer's patch, 소장 집합 림프절)에서 면역세포가 만들어집니다. 장염, 대장용종, 염증성 장 질환과 크론병, 궤양성 대장염, 아토피 같은 자가면역질환을 앓는 사람들의 장내미생물 균형이 깨져 있다는 연구 결과는 장 면역력이 몸 전체의 면역력을 좌우한다는 근거입니다.

장내미생물 불균형은 면역계를 지속적으로 자극하면서 만성 염증과 조직 손상을 일으킵니다. 유해균이 염증성 사이토카인(IL-6, TNF-α)을 만들어 염증을 일으키게 되면, 장벽 기능이 약해지며 장 투과성이 높아지는 '장누수증후군(leaky gut syndrome, LGS)'이 발생할 수 있습니다. 장에서 흘러 나간 독소는 혈류를 타고 간으로 전달되며, 전신 염증과 피로 등 다양한 증상이 나타나게 됩니다.

　　　아침과일습관 살찌지 않는 체질로 바꾸는 평생 건강 솔루션

장내 환경은 뇌 건강과도 직결됩니다. 장뇌축(Gut-Brain Axis)을 통해 장의 독소는 혈액을 타고 뇌까지 전달됩니다. 여러 연구에서 치매나 파킨슨, 조현병, ADHD 같은 뇌 질환은 장 건강과 밀접한 관련이 있음이 확인되었습니다. 뇌 질환자의 경우, 변비가 심해지면 평소보다 증상이 더 악화하는 사례가 많습니다.

물만 마셔도 살이 찌는 이유가 있다?

살이 찌는 원인 또한 장내미생물 균형이 깨지면서 유해균이 증가하는 것과 관련 있음이 밝혀졌습니다. 장내 유해균은 지방 분해 효소의 작용을 방해하거나 지방 축적을 촉진하는 물질을 만듭니다. 그러면서 지방 대사 효율이 떨어져 체지방이 늘고 비만으로 이어집니다.

유해균은 인슐린 저항성에도 영향을 미칩니다. 인슐린 저항성은 인슐린에 대한 세포 반응이 떨어진 상태를 말합니다. 유해균 때문에 생기는 만성 염증은 인슐린 저항성을 높이고, 심해지면 혈당 조절에 문제가 생겨 당뇨병으로 이어질 가능성이 높아집니다.

2006년, 미국 워싱턴대 제프리 고든(Jeffrey Gordon) 교수 연구팀은 흥미로운 사실을 밝혔습니다. 바로 '비만 세균'이라 불리는 특정 장내 세균이 지방 분해를 방해한다는 것이죠. 실제로 실험용 쥐에게 비만 쥐의 장내 세균을 옮겨 넣자, 체지방이 무려 47%나 증가했습니다. 반대로 정상 쥐는 고지방 음식을 먹어도 살이 잘 찌지 않았습니다.

이와 같은 연구 결과는 단순히 우리가 먹는 칼로리나 지방의 양보다 장 속에 어떤 미생물이 살고 있는지가 체중에 훨씬 더 큰 영향을 미칠 수 있음을 보여줍니다. 이 연구는 '물만 마셔도 살이 찐다'는 말이 과장이 아님을 보여주는 과학적 근거로 평가됩니다.

건강한 장을 위한 근본적인 방법

건강에 나쁜 영향을 미치는 장내미생물 불균형 상태를 개선하기 위해 프로바이오틱스(Probiotics)를 섭취하거나 분변 이식술을 시행하기도 합니다. 하지만 이는 근본적인 해결책이 아닐 수 있습니다. 균 자체를 직접 주입하는 것보다 장내 유익균이 잘살 수 있는 환경을 조성하는 것이 더 중요합니다.

장내 유익균에게 좋은 환경은 프리바이오틱스(Prebiotics)가 풍부한 상태입니다. 프로바이오틱스는 요구르트나 김치에 들어 있는 유산균을 뜻하며, 프리바이오틱스는 이러한 유익균의 먹이를 말합니다. 프리바이오틱스는 주로 올리고당류(프럭토올리고당, 갈락토올리고당 등)와 식이섬유로 구성됩니다. 올리고당과 식이섬유를 충분히 섭취하면 장내 유익균이 스스로 증식하며 건강한 균형을 이룰 수 있습니다.

우리는 프리바이오틱스가 풍부한 음식을 쉽게 구해 먹을 수 있습니다. 바나나, 사과, 포도, 양파, 양배추, 마늘, 우엉, 콩 같은 과일과 채소에 많이 들어 있기 때문입니다.

농림축산식품부의 임상 실험에 따르면, 21일간 케일·브로콜리·사과·레몬으로 만든 주스를 섭취한 성인들의 경우 '비만 세균'은 41.3%에서 21.8%로 감소했고, 유익균은 2.5%에서 6.1%로 증가했습니다. 또한 배변 활동이 개선되고, 행복 호르몬인 세로토닌 수치가 증가해 자존감이 높아지는 심리적 효과까지 나타났습니다.

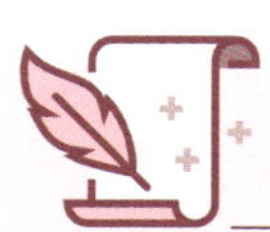

아침과일습관 성공공식

1. 장내미생물을 알자!

장내미생물은 유익균 약 85%, 유해균 약 15%로 균형을 이룹니다.

소화를 도울 뿐만 아니라 비타민 합성, 지방 대사 관여, 면역 체계

강화, 호르몬 생성 등 우리 건강에 필수적인 역할을 합니다.

2. 장내 유해균을 줄이자!

장내 유해균은 내독소를 만들어 장뿐만 아니라 뇌를 포함한 온몸

건강에 악영향을 미칩니다. 지방 대사 효율을 떨어뜨려 비만이

되기 쉽게 합니다.

3. 장내 유익균에게 좋은 환경을 만들자!

유익균의 먹이인 프리바이오틱스가 풍부한 상태를 만들면

됩니다. 바나나, 사과, 포도, 양파, 양배추, 마늘, 우엉, 콩 같은

과일과 채소를 섭취하는 것이 좋습니다.

유산균, 프로바이오틱스, 프리바이오틱스

유산균(Lactic acid bacteria)

또는 젖산균. 당류를 발효하여 에너지를 얻고 다량의 락트산을 만드는 세균들로, 락토바실루스(Lactobacillus), 락토코쿠스(Lactococcus), 비피도박테리움(Bifidobacterium) 등이 있습니다.

프로바이오틱스(Probiotics)

건강에 도움을 주는 살아 있는 균이라는 뜻입니다. pro(~에 호의적인)와 biotics(생물의, 생물에 관련된)의 합성어입니다.

프리바이오틱스(Prebiotics)

대장 내 미생물의 먹이를 뜻합니다. pre(이전의, 미숙의)와 biotics(생물의, 생물에 관련된)의 합성어입니다.

장내 유해균의 종류와 문제점

장내 유해균은 우리 몸에 해로운 영향을 미치는 미생물입니다. 유익균과의 경쟁에서 우위를 점하거나 독성 물질을 만들어 장 건강을 해치게 됩니다. 모든 유해균이 항상 문제를 일으키는 것은 아니지만, 그 수가 지나치게 늘어나면 다양한 질병의 원인이 될 수 있습니다. 다음은 주요 유해균의 특징입니다.

클로스트리듐(Clostridium)

클로스트리듐은 토양, 물, 동물 배설물 등 자연환경에 흔한 균입니다. 육류를 자주 섭취하는 사람의 장에서도 흔히 발견되지요. 단백질을 부패시켜 암모니아, 황화수소 등 유독 가스를 만드는데, 이 가스들은 장 점막에 염증을 일으키고 DNA를 손상시켜 대장암 위험을 높이는 것으로 알려져 있습니다. 대표적인 균인 클로스트리듐 디피실(C. difficile)은 항생제 복용 후 장내 유익균이 사라진 틈을 타 증식하며, 심각한 설사와 위막성 대장염을 일으킬 수 있습니다. 병원에서 오랫동안 항생제와 약물을 복용하는 환자에게 많이 발생합니다.

대장균(Escherichia coli)

대장균은 원래 장에 사는 균인데, 특정 종류는 유해균으로 분류됩니다. 특히 병원성 대장균(E. coli O157:H7)은 독성 물질인 베로톡신(verotoxin)을 만들어 심한 복통과 출혈성 장염, 용혈성 요독 증후군 등을 일으킬 수 있습니다. 건강한 상태에서는 큰 문제가 되지 않지만, 다른 유해균과 함께 장내 환경을 나쁘게 만드는 역할을 합니다. 한때 햄버거병으로 신장 괴사 같은 치명적인 위협을 준 균이 바로 이 대장균입니다.

살모넬라(Salmonella)

주로 오염된 식품을 통해 감염되며, 식중독의 주요 원인균 중 하나입니다. 장 점막에 침투하여 염증을 일으키고, 구토, 발열, 설사 등을 유발합니다. 심한 경우 패혈증으로 이어질 수도 있습니다.

헬리코박터 파일로리(Helicobacter pylori)

주로 위장에 서식하는 세균으로, 위염, 위궤양, 십이지장궤양의 주요 원인입니다. 장내 유해균은 아니지만, 소화기 건강을 해치는 대표적인 미생물로 꼽힙니다. 위암 발생과도 관련 있는 것으로 알려져 있습니다.

포도상구균(Staphylococcus)과 연쇄상구균(Streptococcus)

이 균들은 피부나 목, 코 등에도 있지만, 장 환경이 무너지면 유해균으로 작용할 수 있습니다. 식품을 오염시켜 식중독을 일으키거나, 장 속에서 독성 물질을 만들어 염증 반응을 일으킵니다.

지방과 싸우는 착한 균, 다이어트 미생물

다이어트 미생물이란 장내미생물 균형을 조절하여 체지방 축적을 억제하고, 신진대사를 원활하게 돕는 특정 프로바이오틱스를 가리킵니다. 일반 유산균과는 달리, 다이어트 미생물에 관해서는 체중 관리, 지방 분해, 식욕 조절과 연관된 기능을 주로 연구합니다. 아래 소개하는 프로바이오틱스 균주들은 체지방 관리와 비만 예방에 도움이 되고 있습니다.

락토바실루스 가세리(Lactobacillus gasseri SBT2055)

일본 성인 비만 환자(87명)를 대상으로 12주간 락토바실루스 가세리를 함유한 발효유를 섭취하게 한 결과, 대조군에 비해 체중, BMI, 내장지방 및 피하지방 넓이가 유의미하게 감소했습니다(British Journal of Nutrition, 2010).

락토바실러스 람노수스(Lactobacillus rhamnosus)

과체중 및 비만 여성을 대상으로 한 연구에서 락토바실루스 람노수스 CGMCC1.3724 보충이 체중 감소와 복부 지방 감소에 기여한다고 밝혔습니다.

비피도박테리움 브레베(Bifidobacterium breve B-3)

일본 성인을 대상으로 한 임상시험에서 비피도박테리움 브레베 섭취가 체지방률을 감소시키고 BMI를 개선하는 효과가 나타나 다이어트에 도움이 된다고 보고했습니다.(Beneficial Microbes, Minami 등, 2015).

다이어트 미생물들은 어떤 작용을 하는 걸까요?

- 첫째, 장내 균총을 개선합니다. 유익균이 증가하고 유해균을 억제하여 장 건강이 향상됩니다.

- 둘째, 지방 축적을 억제합니다. 장내 단쇄지방산(SCFA)을 생성하여 대장 건강을 향상시키고 지방의 합성을 조절합니다.

- 셋째, 식욕을 조절합니다. 배고픔 호르몬과 포만 호르몬의 균형을 조절해 식욕을 성공적으로 조절합니다.

- 넷째, 염증을 감소시킵니다. 만성 염증이 줄고 인슐린의 민감도가 향상됩니다.

다이어트 미생물을 늘리는 식사 습관

1) 아침 과일·채소(500g)를 섭취합니다.

2) 과일과 채소는 사과, 배, 딸기, 토마토, 브로콜리, 파프리카 등으로 다양하게 구성합니다.

3) 건강한 장내미생물은 발효식품(저염 김치, 저염 청국장, 저염 된장)을 통해 섭취합니다.

4) 영양제는 과학적 근거가 있는 균주가 포함된 것인지 확인 후 섭취합니다.

염증성 사이토카인 IL-6과 TNF-α

IL-6(인터류킨 식스 Interleukin-6)

인터류킨 식스는 백혈구의 T세포, B세포, 대식세포, 섬유아세포 등 다양한 세포에서 분비되는 염증성 물질입니다. 주로 급성 염증 반응과 면역반응을 조절합니다. 간세포에 작용하여 C-반응 단백질(C-reactive protein, CRP) 합성을 촉진(급성 염증 반응)하고, B세포의 분화와 항체 생산 촉진에 관여(면역반응 조절)하지요.

인터류킨 식스가 과잉 분비되면 만성 염증 및 자가면역질환인 류머티스관절염, 크론병 등에서 병적 염증 상태를 일으킵니다. 지방 세포와 근육세포에서도 분비되며 대사성 염증, 비만, 인슐린 저항성과 관련되어 있습니다.

TNF-α(티엔에프 알파 Tumor Necrosis Factor-alpha)

티엔에프 알파는 주로 대식세포(macrophage)에서 분비되는 강력한 염증성 사이토카인으로, 다른 염증성 사이토카인(IL-1, IL-6)의 분비를 촉진하여 세포 사멸을 유도합니다. 이름처럼 종양세포 괴사를 일으키고 암세포뿐만 아니라 정상 세포를 손상시키기도 합니다. 류머티스관절염과 염증성 장질환(IBD), 건선 등과 같은 자가면역질환과 관련 있습니다.

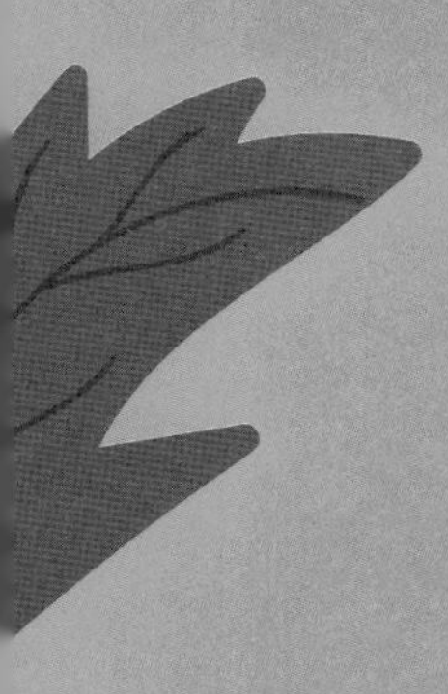

다이어트 종결 솔루션 2

다이어트, 태도를 바꾼다

운동하다 더 살찌는 이유

다이어트 왜 이렇게 어렵니?

다이어트를 결심하면 대부분 사람은 가장 먼저 '운동'을 떠올립니다. 헬스장에 등록하고 닭가슴살과 방울토마토 도시락을 준비하는 것으로 시작하지요. 그러나 오래 계속하기가 쉽지 않습니다. 닭가슴살은 금세 질리고, 헬스장에 가야 한다는 의지와 기력도 점점 사라집니다. 이처럼 '운동을 통해 칼로리를 소모하고 기초대사량을 높인다'는 다이어트 접근방법은 실제로 기대한 만큼 효과적이지 않습니다.

식단을 꾸준히 실천하기가 어려울 때면 차라리 먹고 싶은 만큼 먹고 운동으로 칼로리를 태우겠다는 선택을 하기도 합니다. 그러나 현실은 그렇게 단순하지 않습니다. 체중이 54kg인 여성이 1시간 걷기로 소모하는 열량은 약 300kcal입니다. 라면 한 개의 칼로리(약 450kcal)조차 소모하지 못하지요. 체지방 1kg을 줄이기 위해서는 약 7,200kcal를 소모해야 하니, 걷기로 빼려면 24시간 이상을 걸어야 하는 셈입니다. 결론은, '오늘 많이 먹었으니 운동으로 뺀다'는 생각은 실제로는 달성하기 매우 어렵습니다.

게다가 체중 변화는 단순한 칼로리 계산으로 이루어지지 않습니다. 우리 몸은 매우 정교한 신진대사 시스템을 통해 에너지를 조절하기 때문입니다. 걷기나 달리기 등 운동만으로 체지방을 줄이겠다는 기계적인 접근은 실질적인 효과가 크지 않고, 칼로리 계산 자체도 그다지 정확하지 않습니다.

기초대사량을 늘리기 위해 근육량을 증가시키겠다는 전략 또한 흔히 오해하는 부분입니다. 기초대사량은 호흡, 심장박동, 체온 유지 등 생명 유지에 필요한 기본 에너지입니다. 근육이 증가해도 기초대사량이 큰 폭으로 오르지는 않습니다. 골격근이 기초대사량에서 차지하는 비율은 약 20%에 불과하며, 심장, 간, 신장, 뇌 등 내장 기관이 사용하는 에너지가 80%에 이릅니다. 따라서 근육량 증가만으로 기초대사량을 크게 높이기란 쉽지 않습니다.

보통 사람이 근육을 1kg 늘리기란 거의 불가능에 가깝습니다. 전문적으로 운동하는 보디빌더조차 근육 1kg을 늘리는 데 거의 1년이 걸리기도 합니다. 운동을 시작하면서 단백질 보충제부터 구해 섭취하지만, 단백질 섭취가 곧바로 근육 증가로 이어지는 것은 아닙니다. 근육은 충분한 자극과 회복을 반복하는 과정에서 성장합니다. 오히려 과도한 단백질 섭취는 체내에서 당으로 전환

　아침과일습관 살찌지 않는 체질로 바꾸는 평생 건강 솔루션

되거나 배출됩니다. 게다가 단백질이 완전연소되지 않으면 암모니아나 요산 같은 노폐물을 많이 생성합니다.

기초대사량을 좌우하는 건 근육보다 장기

운동이 오히려 체중 증가로 이어지는 경우도 있습니다. 격렬한 운동으로 글리코겐이 소모되면 강한 식욕이 생깁니다. 운동 후 탄수화물이나 단 음식이 먹고 싶어지는 이유입니다.

실제로 저는 수영을 꾸준히 했던 한 달 동안 6kg이 증가한 경험이 있습니다. 물속에서 열심히 운동한 뒤 탈진한 상태로 식사하다 보니, 밥과 빵을 평소보다 두 배로 먹게 되었지요. 거기에 '운동했으니 좀 먹어도 된다'는 보상 심리가 작용하면서 치팅데이를 정해 치킨과 피자, 탄산음료를 신나게 먹었던 날도 있었습니다.

간혹 저칼로리 식단과 운동으로 엄격하게 관리하여 체중 줄이기에 성공하더라도, 약 90%는 요요 현상으로 체중이 다시 증가한다는 보고가 있었습니다. 여성건강연구프로젝트로 여성 약 4만 명을 운동량 기준으로 분류해 체중 차이를 분석한 결과, 평균 차이는 0.4kg에 불과했습니다. 운동의 체중감량 효과가 제한적임을 보여주는 결과입니다.

그렇다고 해서 운동이 전혀 의미 없다는 뜻은 아닙니다. 하루 1시간 걷기나 30분 정도의 근력운동으로도 건강하게 체중을 줄이는 데 좋은 효과가 있습니다. 특히 몸의 뼈대를 지지하는 기본 근육만 강화해도 체형이 바르게 잡혀 건강하고 아름다운 몸을 만들 수 있습니다. 근육이 강화되면 '마이오카인'이라는 물질이 분비되어 항염 작용과 인슐린 저항성 개선에 도움을 줍니다. 또한 뇌세포를 자극하고 긍정 호르몬이 분비되어 정서적인 안정감에도 좋습니다.

다이어트의 90%는 결국 식단이다

체중감량의 핵심은 신진대사가 원활하게 이루어지는가에 달려 있습니다. 아무리 적게 먹어도 살이 빠지지 않고 몸이 잘 붓는다면 식단을 먼저 점검해야 합니다. 특히 간 기능이 떨어지거나 림프 순환이 원활하지 않은 상태에서 무리하게 저칼로리 식단을 유지하면, 체중은 줄지 않고 오히려 건강만 해칠 수 있습니다.

체중을 줄이는 것보다는 위, 간, 췌장, 신장 등 체내 주요 장기를 튼튼히 하는 것이 우선입니다. 장기가 건강해야 기초대사량이 자연스럽게 높아지고, 체중감량도 안정적으로 이어집니다.

중요한 점은 체내 장기는 다이어트 가공식품이나 단순한 저칼로리 식단으로는 결코 건강해질 수 없다는 사실입니다. 체중감량의 90%는 결국 식단에 달려 있습니다. 운동으로 살을 뺐다고 말하는 사람들도 식단 조절을 병행했기 때문입니다. 가공식품이나 치킨, 피자를 계속 먹으면서 체중감량에 성공한 사례는 거의 없습니다.

에너지 소모량

운동 종목별 에너지 소모량

종목	에너지 소모량 kcal/kg/hr	종목	에너지 소모량 kcal/kg/hr
휴식	1.0	복싱	13.3
서 있기	1.2	골프	2.0~3.0
걷기(4km/h)	3.1	스쿼시	8.0~12.0
달리기(10km/h)	9.4	에어로빅댄스	6.0~9.0
자전거(18km/h)	7.0	자유형	7.7

《헬스의 정석》

골격근과 각 장기의 에너지 소모량

	기초대사량에서 차지하는 비중	1파운드(0.45kg)당 에너지 소모량
체지방	-	2kcal
골격근	20%	6kcal
간	27%	91kcal
뇌	20%	109kcal
심장	7%	200kcal
신장	10%	200kcal

《헬스의 정석》

1. 운동에 기대지 말자!

오늘 많이 먹었으니 운동으로 빼겠다? 거의 불가능합니다.

운동만으로 칼로리를 없애기란 매우 어렵습니다.

게다가 운동 후 체력 소진과 보상 심리로 더 많이 먹게 됩니다.

2. 하루 1시간 걷기 또는 근력운동 30분!

기본 근육을 강화하면 체형이 바르게 잡히고, '마이오카인'이

분비되어 항염 작용과 인슐린 저항성 개선과 정서적 안정 등의

장점이 있습니다.

3. 기초대사량을 올리자!

기초대사량을 늘려 체중을 줄이고 싶다면, 몸속 주요 장기가

건강하게 해야 합니다. 다이어트의 90%는 식단에 달려 있습니다.

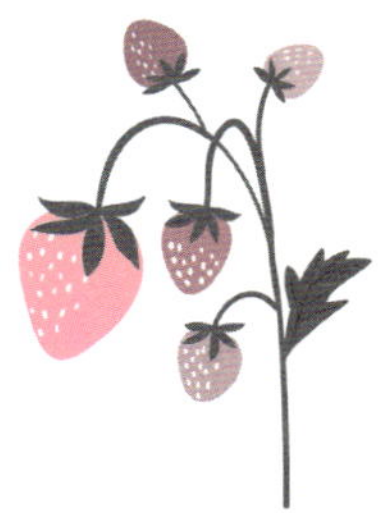

진짜 음식과 가짜 음식을 구분한다

죽은 음식과 생명이 깃든 음식

1920년대, 미국의 프랜시스 포틴저(Francis Pottinger) 박사는 고양이 900마리를 대상으로 생식과 가열식에 관한 실험을 진행했습니다. 생고기와 생우유를 먹인 A그룹과 조리된 고기와 우유를 먹인 B그룹 사이에는 뚜렷한 차이가 나타났습니다. A그룹은 세대를 거듭해도 활동적이고 건강했지만, B그룹은 심장병, 신장질환, 폐렴, 뇌졸중 등의 질병을 앓았고, 3세대에 이르러서는 불임에 이르러 더 이상 새끼를 낳지 못했습니다. 100여 년 전의 실험이지만, 지금 보아도 충격적인 결과입니다.

비슷한 사례는 2차 세계대전 이후 미국 동물원에서도 나타났습니다. 가열식과 사료를 먹던 동물들이 하나둘씩 죽어가던 중, 생고기로 식단을 바꾸자 다시 건강을 회복했습니다.

인간도 마찬가지입니다. 말기 암 환자가 블루존(Blue Zone) 지역에서 자연 그대로의 음식을 먹고 46년을 더 살았다는 일화가 있습니다. 결국 비만과 질병의 근본 원인은 생명이 없는 음식, 죽은 음식을 먹는 데 있습니다. 생명체는 생명이 깃든 음식을 먹어야 건강합니다. 살아 있는 음식에는 과학이 흉내 낼 수 없는 영양의 균형과 효소가 존재합니다.

효소, 다이어트의 필수

효소(Enzyme)는 생명체 내에서 대사 활동을 조절하는 촉매 단백질입니다. 효소의학의 선구자인 에드워드 하웰(Edward Howell) 박사는 '효소는 생명의 빛'이라고 단언했습니다.

모든 동식물에는 효소가 있습니다. 인간 몸속에도 약 1만 3,000가지의 효소가 있지요. 이 효소들은 37조 개 이상의 세포와 장기에서 신진대사를 돕고 있습니다. 심장이 뛰고, 폐가 산소를 흡수하며, 혈액이 온몸에 영양소를 공급하는 모든 활동은 효소의 작용으로 이루어집니다.

효소는 상상을 초월할 정도로 빠른, 펨토초 단위의 속도로 작용합니다. 1펨토초(femtosecond)는 1,000조 분의 1초(10^{-15}초)입니다. 광합성은 약 350펨토초, 밥을 포도당으로 전환하는 소화효소는 150펨토초 만에 작용합니다. 칼로 쌀을 아무리 잘게 쪼개어도 포도당으로 만들 수 없지만, 효소는 그 과정을 순식간에 해냅니다.

미국과 유럽에서는 우리나라와는 달리 효소의학이 발달해 있습니다. 에이즈, 아토피, 알레르기 등 면역질환에 효소 치료를 활용하는데, 약물에 비해 부작용이 적고 자연치유력을 높여줍니다. 효소는 소화되지 않은 단백질이나 유해 물질을 배출하여 혈액을 깨끗하게 정화합니다.

효소는 다이어트에도 필수입니다. 비만한 사람은 대체로 효소가 부족합니다. 미국의 앤서니 치콕(Anthony Chikowk) 박사는 아밀라아제, 프로테아제, 리파아제 등의 효소로 비만을 치료한다고 주장합니다. 특히 리파아제는 지방을 분해하는 효소이며, 이 효소는 조효소(coenzyme)와 함께 작용합니다. 조효소는 아미노산, 비타민, 미네랄로 구성되며, 이는 곧 비타민과 미네랄이 풍부한 자연식이 신진대사와 체중감량의 핵심이라는 뜻입니다.

한 예로 파파야의 파파인, 파인애플의 브로멜라인, 판크레아틴 등의 복합 효소는 고기 분해뿐 아니라, 대사 전반을 활성화하는 것을 도와 다이어트에 도움이 됩니다.

진짜 음식은 약이 된다

잘못된 식습관으로 망가진 몸은 좋은 음식으로 회복할 수 있습니다. 사찰음식 명장인 선재 스님은 생명이 깃든 음식으로 자신의 간경화를 치유했고, 여러 세계적인 요리학교에서 요청받아 강연하고 있습니다. 스님은 자연 그대로, 제철에, 가공하지 않은 음식을 진짜 음식이라고 말합니다.

김치, 된장, 낫토 같은 발효식품과 자연 상태의 과일과 채소에는 효소가 풍부하게 들어 있습니다. 이런 음식이야말로 무너진 신진대사를 회복시키는 열쇠입니다.

이제 칼로리와 영양소를 일일이 계산하는 다이어트는 그만두어야 합니다. 저 또한 과거에는 영양 성분 분석과 칼로리에 집착했지만, 반복되는 요요현상과 밀가루 중독에서 벗어나지 못했습니다. 그러나 자연 그대로의 아침 과일 식사를 시작한 뒤로는 다이어트도, 건강 걱정도 사라졌습니다. 과학이 밝혀낸 것은 자연의 일부분에 불과합니다. 자연이 준 진짜 음식만이 내 몸의 생명과 건강을 지킬 수 있습니다.

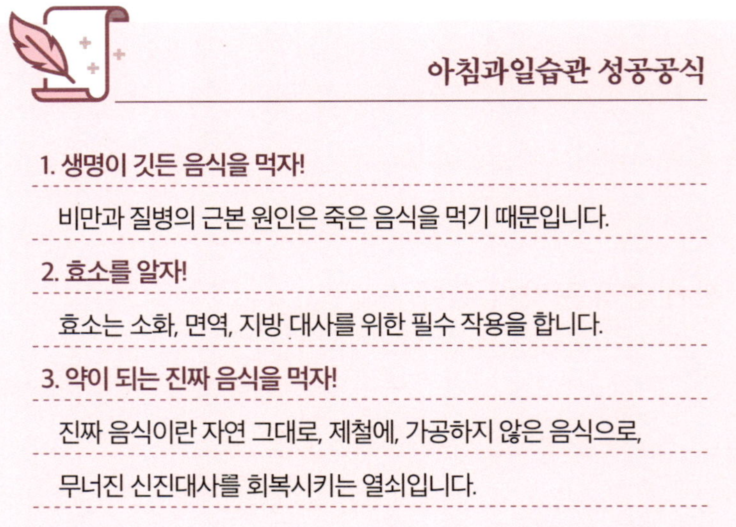

인체 효소의 종류와 역할

우리 몸의 효소는 크게 세 가지로 나뉩니다.

- **소화효소**: 음식물을 분해하여 흡수할 수 있도록 돕습니다.

- **대사효소**: 흡수한 영양소로 호흡, 순환, 신경 활동 등 생명 활동을 유지합니다. 예를 들어, 포도당이 피루브산으로 전환되는 과정은 10단계이며, 각 단계마다 다른 효소가 필요합니다.

- **잠재효소**: 면역 기능 등 비상 상황에 대비한 효소로, 외부 항원이 침입했을 때 백혈구와 함께 작용합니다.

이 모든 효소는 음식으로부터 얻어야 합니다. 음식을 통해 섭취하는 외부 효소를 식품효소(Food Enzyme)라고 합니다. 식품효소는 다음과 같은 역할을 합니다.

- **체내 환경 조절**: 산-알칼리 균형, 전해질 균형을 유지하고, 혈액을 약알칼리성으로 조절합니다. 장내 유익균의 균형도 돕습니다.

- **면역력 강화**: 효소 자체의 항균 작용과 면역세포의 효소 활동으로 백혈구가 외부 항원과 싸울 수 있도록 돕습니다.

- **세포 재생 촉진**: 상처 회복과 건강한 세포 재생에 관여하며, 효소가 부족하면 회복력이 떨어집니다.

- **해독 및 배출**: 효소는 혈액을 정화하고, 림프 순환을 통해 불필요한 지방과 노폐물을 배출합니다. 식품효소가 부족하면 면역력, 소화력, 해독 능력, 호르몬 균형 모두 무너질 수 있습니다.

매일 체중을 재지 않는다

체중감량보다는 사이즈 감량!

다이어트에 실패하는 주요 요인 중 하나는 매일 체중을 재며 불안한 마음 상태로 하는 것입니다. 체중을 빠르게 감량하고 싶은 욕심에 의욕이 앞서며 눈에 띄는 변화를 기대하지요.

실제로 다이어트에 성공하고 이를 장기적으로 유지한 사람들은 대체로 자연스럽고 꾸준한 방식을 선택한 경우가 많습니다. 최근 2년 동안 서서히 13kg을 감량했다는 어떤 분은 체중감량을 목표로 하지 않았음에도, 건강을 위해 아침에 과일을 챙겨 먹다 보니 자연스럽게 살이 빠졌다고 했습니다.

이처럼 집에 체중계를 두지 않는 것이 오히려 더 좋을 수 있습니다. 체중계는 다이어트 초기, 동기부여 하는 정도로 한두 번 사용하는 것으로 충분합니다. 매일 체중을 확인하면서 느끼는 초조

함과 스트레스는 의지를 떨어뜨리고, 스트레스 호르몬이 나오게 해 오히려 지방이 늘어나게도 합니다. 그러니 체중 확인은 긍정적인 마음과 건강한 동기부여가 생겼을 때만 해보는 것이 좋겠습니다.

다이어트 목표를 체중감량에 두기보다는 사이즈 감량에 두는 것이 더 효과적입니다. 같은 체중이라도 근육량과 체지방 비율에 따라 외형은 무척 달라 보입니다. 48kg의 몸무게라도 근육량이 적고 복부비만이 심하면 건강하고 아름다워 보이기 어렵습니다. 반면 55kg이라도 적절한 근육량과 낮은 체지방률을 유지한다면 탄탄하고 매력적인 몸매입니다.

물의 양도 체중이다

체중은 체수분, 근육량, 무기질, 체지방이 모두 포함된 수치입니다. 《헬스의 정석》의 저자 수피는 '우리 몸은 단백질을 담고 있는 물주머니'라고 표현했습니다. 인체의 약 60~70%는 수분이며, 전체 수분의 3분의 2를 차지하는 세포내액과 혈장이나 세포 사이의 수분인 세포외액으로 구성되어 있습니다.

짠 음식을 많이 먹으면 세포외액에 수분이 머무르며 부종이 생겨 체중이 늘어난 것으로 오해할 수 있습니다. 스트레스 호르몬인 코르티솔이 많이 나와도 몸속에 남아 있는 수분이 늘어납니다. '물만 마셔도 살찐다' '스트레스를 받으면 살이 안 빠진다'는 말은 이러한 생리적 반응을 의미합니다.

따라서 체중을 수치로만 따지는 것은 별 의미가 없습니다. 오히려 건강을 해치는 다이어트로 이어질 수 있지요. 특히 체수분과 근육이 빠진 경우를 체중감량으로 착각하면 위험합니다. 불필요한 체지방을 줄이고, 근육량과 체수분, 무기질을 건강하게 유지하여 신진대사가 원활하게 이루어지도록 해야 합니다.

그리고 지방을 미워하지 말고 달리 보기를 바랍니다. 지방은 단순히 제거해야 할 물질이 아닙니다. 장기를 보호하고 내분비 기능을 조절하는 중요한 역할을 합니다. 체지방률은 남성의 경우 10~19%, 여성은 18~24%를 유지하는 것이 바람직합니다. 과도한 체지방 감량은 호르몬 불균형을 일으킬 수 있고, 이는 건강 전반에 악영향을 미칩니다.

인체 리듬에 맞춘 식사법

건강한 다이어트를 위해서는 인체 리듬에 맞춘 식사법이 필요합니다.

양자역학은 모든 물질에 리듬이 존재한다고 봅니다. 자연위생학(Natural Hygiene)은 인체에는 세 가지 리듬이 있다고 설명합니다. 배출 주기(04~12시), 흡수 주기(12~20시), 동화 주기(20~04시)로, 지구가 자전과 공전을 통해 질서를 유지하듯 인체도 이 리듬에 맞출 때 더 건강합니다.

 아침과일습관 살찌지 않는 체질로 바꾸는 평생 건강 솔루션

배출 주기: 04시~12시. 과일

이 시간은 체내의 노폐물을 배출하는 데 초점을 맞춰야 합니다. 아침에 반드시 음식을 먹을 필요는 없으며, 배출을 돕는 가벼운 식사가 이상적입니다. 아침 기상 직후에는 대체로 식욕이 없고 입안이 텁텁하며 배변 후에야 몸이 가벼워집니다.

밤새 휴식하던 소화기관이 아침부터 갑작스럽게 활동을 시작하면 무리가 따릅니다. 밥, 빵, 시리얼 등 고밀도 음식은 많은 소화효소가 필요하니 아침 식사로는 적합하지 않습니다.

배출 주기에 가장 적절한 음식은 과일입니다. 과일의 수분 함량은 85~90% 이상으로 소화효소가 필요하지 않고 오히려 위와 간, 췌장에 유익한 효소를 공급합니다. 또한 포도당이 풍부하여 뇌의 에너지원으로도 이상적입니다. 변비 해소에도 효과적이며, 과일 속 비타민과 미네랄은 지방 분해 효소의 원료가 되므로 체중감량에도 도움이 됩니다.

흡수 주기: 12시~20시. 단순한 식단

소화기관이 활발히 움직이며 영양소의 흡수가 잘 이루어지는 시간입니다. 식단은 가능하면 단순하게 구성하고, 꼭꼭 씹어먹는 것이 좋습니다. 식전 과일 섭취는 좋지만, 식후 과일은 위 속 다른 음식과 섞여 발효되며 영양소 흡수를 방해할 수 있습니다. 한식 다이어트를 한다면, 국물 없이 생채소를 곁들여 먹는 것이 이상적입니다.

동화 주기: 20시~04시. 저당도 과일과 채소

흡수된 영양소가 인체 구성 물질로 합성되고, 세포의 재생 및 회복이 이루어지는 시간입니다. 이때 식사하게 되면 신체는 소화 활동에 에너지를 쓰느라 재생과 회복 기능이 저하됩니다. 야식을 꼭 먹어야 할 상황이라면, 소화효소가 필요 없는 저당도 과일이나 소화가 잘되는 채소 정도를 선택하는 것이 좋습니다. 블루베리, 토마토, 딸기 같은 과일이나 오이, 파프리카 같은 채소를 가볍게 섭취하는 것이 도움이 됩니다.

이처럼 인체의 리듬에 맞춘 식사법은 체지방 감량뿐 아니라 전체적인 건강을 개선하는 데 효과적입니다. 특히 바쁜 직장인이라면 아침 배출 주기에 집중하는 것만으로도 복부비만과 만성피로에서 벗어날 수 있습니다. 다양한 다이어트 방식이 있지만, 인체의 리듬에 따라 꾸준히 실천 가능한 방법이 가장 좋습니다. 어떤 방식이든 인체의 배출 주기를 이해하고 아침 과일을 실천한다면 다이어트 효과는 더욱 커질 것입니다.

 아침과일습관 살찌지 않는 체질로 바꾸는 평생 건강 솔루션

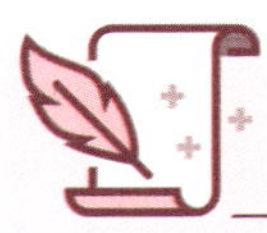

1. 체중보다 사이즈를 줄이자!

같은 체중이라도 근육량과 체지방 비율에 따라 외형은 달라

보입니다. 적절한 근육량과 낮은 체지방률 유지가 매력적인

몸매의 비결입니다.

2. 체중을 줄이려면 물 조절도 함께 하자!

인체의 60~70%는 물, 몸속 불필요한 물을 없애는 것이 좋습니다.

3. 인체 리듬에 맞춰 식사하자!

배출-흡수-동화 주기 같은 인체 리듬에 맞춘 식사법은 체지방

감량과 전체적인 건강 개선에 효과적입니다.

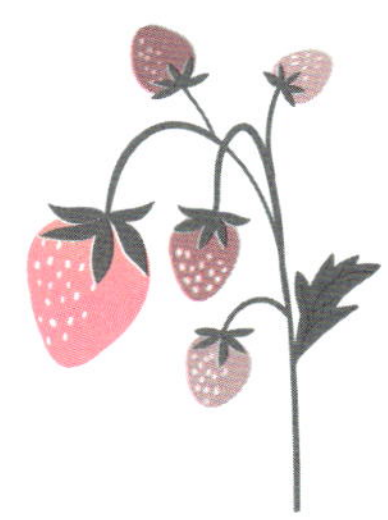

인바디 똑똑하게 보는 법

1. 체성분 분석(Body Composition)

- 체중(Weight): 전체 몸무게. 단순 수치이지만 다른 지표와 함께 보면 의미가 커집니다.

- 골격근량(Skeletal Muscle Mass, SMM): 움직임과 기초대사량 유지에 중요한 근육량. 근육이 많을수록 기초대사량이 높아 체중 관리에 유리합니다.

- 체지방량(Body Fat Mass, BFM): 체내 지방량. 과도하면 건강에 위험하며, 지나치게 적어도 해롭습니다. 적절한 체지방 비율이 필요합니다.

- 제지방량(Fat-Free Mass, FFM): 지방을 제외한 모든 체성분, 근육·뼈·체수분을 포함합니다.

2. 체수분 분석(Water Balance)

- 총체수분(Total Body Water, TBW): 체내 수분의 총량으로, 세포내수분(ICW)과 세포외수분(ECW)으로 나뉩니다.

- 세포내수분(ICW): 세포 안의 수분, 세포 건강과 대사 활동의 지표입니다. 세포내수분이 지나치게 부족할 경우 미토콘드리아의 기능 및 세포 기능 손상이 일어납니다.

- 세포외수분(ECW): 혈액·림프·체액 등 세포 밖의 수분으로, 부종이나 체액 불균형 여부를 확인할 수 있습니다.

3. 체지방률(Body Fat Percentage)

전체 체중에서 체지방이 차지하는 비율. 건강한 체지방 비율 기준은 연령과 성별에 따라 달라집니다. 과체중이나 비만 판정, 다이어트 목표 설정에 중요합니다.

구분	저체지방	건강 범위	과체지방	비만
여성	10~19%	20~29%	30~34%	30~34%
남성	5~12%	13~20%	21~24%	25% 이상

4. 비만도 지표

구분	BMI 범위	특징
저체중	18.5 미만	영양 부족 가능성, 근육량 적음
정상	18.5~24.9	건강한 체중 범위
과체중	25~29.9	체지방 증가 가능, 운동/식단 필요
비만	30 이상	건강 위험 증가, 관리 필요

5. 부위별 근육량 및 지방량

팔, 다리, 몸통 등 부위별 근육량과 지방량을 측정해 특정 부위의 불균형을 확인할 수 있습니다.

예: 한쪽 팔 근육량이 낮으면 운동·재활 계획 수립에 활용합니다.

6. 체형 분석 및 체수분 균형

• 체형 점수(Body Composition Score): 근육과 체지방, 수분 상태를 종합해 건강 체형을 평가하는 지표입니다.

• 세포외수분/총체수분 비율(ECW/TBW 비율): 세포외수분/총체수분 비율이 높으면 부종이나 염증, 수분 불균형 등을 의심할 수 있습니다. 세포외수분/총체수분 비율은 0.360~0.389 범위 이내가 건강한 지표가 됩니다.

7. 기초대사량(Basal Metabolic Rate, BMR)

하루 에너지 소비량 중 생명 유지에 필요한 최소 에너지입니다. 근육량이 많을수록 기초대사량이 높아 체중 조절이 유리합니다.

소중한 몸: 염증 먼저 해결하라

염증이 비만을 부른다

이 책에서 언급하는 염증은 피부에 드러나는 고름 같은 것이라기보다 세포와 혈관 수준에서 미세하게 발생하는 내부 염증입니다. 이러한 염증은 비만을 유발합니다. 어떻게 그럴까요?

몸속에 염증이 생기면 인슐린 저항성을 일으켜 뇌를 비롯한 세포들에 당이 충분히 공급되지 못합니다. 그러면 뇌세포의 기능이 떨어지고, 뇌는 당이 부족하다고 착각하여 더 많은 당을 원합니다. 이 때문에 당을 더 많이 섭취하게 되고, 남는 당은 다시 지방으로 저장되며, 지방 세포에서 나온 염증 유발 물질이 염증을 일으켜 다시 식욕이 늘어납니다.

이렇게 악순환이 반복되면 체중감량은 매우 어려워집니다. 따라서 몸속의 미세염증을 해결하는 것은 체중감량의 핵심입니다.

 아침과일습관 살찌지 않는 체질로 바꾸는 평생 건강 솔루션

게다가 미세염증은 장기적으로는 암의 원인이 되기도 합니다.

미세염증의 주요 원인은 음식입니다. 인체는 소화과정을 통해 영양을 흡수하고 독소를 걸러냅니다. 장에는 면역세포가 다수 존재하여 해로운 물질이 침입할 경우 복통, 가스, 설사 등으로 방어 반응을 보입니다. 특히 소장은 몸 전체 면역력의 약 70%를 담당하며, 염증 물질을 분비하는 비만세포나 항원을 포식하는 대식세포 등이 활동합니다. 이렇게 흡수된 영양과 물질들은 간문맥을 통해 간으로 전달됩니다. 간은 인체의 대사기관이자 해독기관으로, 영양을 가려 받아들이고 독소를 해독합니다.

우리가 피해야 할 염증 유발 식품

우리 몸에 독이 되는 음식은 되도록 섭취하지 않아야 염증과 비만을 줄일 수 있습니다.

최근 청소년들에게 크론병과 궤양성 대장염이 증가하고 있습니다. 식사 삼아 먹는 편의점 도시락이나 가공식품은 수십 종의 첨가물이 포함되어 장이나 간에 부담이 됩니다. 간식으로 먹는 빵, 라면, 과자 등의 정제 탄수화물 식품은 혈당을 빠르게 올리며 인슐린 저항성을 일으키고, 이로 인해 염증이 생기기 때문입니다.

튀긴 음식은 특히 강력한 독소가 담긴 음식입니다. 반복해서 사용하여 산화된 기름은 체내에서 염증을 일으킵니다. 콩기름을 주로 사용한 시판 튀김류에는 콩기름을 추출하기 위해 용매로 사용한 헥산(hexane) 같은 화학물질이 남아 있을 수 있습니다. 튀긴 음식을 먹고 여드름이 나거나 배가 아프다면 체내에서 해독 반응이 일어나는 것입니다.

고기도 염증을 유발할 수 있습니다. 공장식 축산으로 옥수수 같은 곡물 사료를 먹으며 자란 동물의 고기는 오메가-6 지방산 비율이 매우 높습니다. 이런 음식은 체내 지방산 균형을 무너뜨리고 염증을 악화시킵니다. 반면 풀을 먹고 자란 동물의 고기는 염증을 일으킬 가능성이 작습니다.

해독을 위한 음식이 필요하다

체중감량이 목표라면 자연 유래의 효소가 풍부한 식품과 오메가3 지방산이 많은 음식을 섭취하는 것이 무척 중요합니다. 간과 장으로 들어가는 음식 성분이 깨끗하면, 몸은 회복됩니다. 간은 효소를 통해 해독 기능을 수행하며, 효소의 원료는 아미노산, 비타민, 미네랄, 항산화 영양소입니다. 이들이 잘 공급되면 면역세포의 활동이 촉진되고, 자가면역질환 개선에도 도움이 됩니다.

무턱대고 체중을 줄이는 것은 오히려 몸을 해칠 수 있습니다. 다이어트를 시작하기 전에 내 몸이 얼마나 많은 일을 하는지 먼저 이해하면 좋습니다.

심장은 하루도 쉬지 않고 약 12만 km 길이의 혈관에 분당 2.5~3.5L씩 혈액을 뿜어내 순환시키며, 신장은 하루에 약 180L의 혈액을 걸러냅니다. 폐는 호흡을 통해 하루 약 1만 L 이상의 산소와 이산화탄소를 교환하고, 소장의 길이는 약 6m이지만 영양을 흡수하는 표면적은 약 30m²입니다. 간은 하루 종일 수십 종의 독소를 해독하며 쉬지 않고 일합니다. 이처럼 쉼 없이 바쁘게 일하는 내 몸을 소중히 여겨야 자연스럽게 건강한 다이어트로 체중을 줄여나갈 수 있습니다.

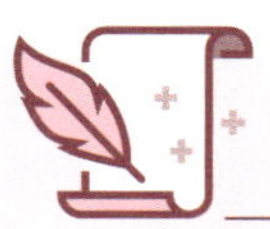

아침과일습관 성공공식

1. 미세염증과 비만의 관계를 알자!

세포와 혈관 수준에서 미세하게 발생한 몸속 염증을 해결하는 것은 체중감량의 핵심이자 건강한 몸을 지키는 길입니다.

2. 염증 유발 식품을 피하자!

미세염증의 주요 원인은 음식입니다. 공장에서 만든 가공식품, 정제 탄수화물, 튀긴 음식과 과도한 동물성 단백질 등 독소 음식은 피합니다.

3. 음식으로 해독하자!

음식 성분이 깨끗하면 몸은 회복됩니다. 자연 유래 효소가 많은 음식과 오메가-3 지방산이 염증 해결에 도움이 됩니다.

빵과 이별하자! 마인드풀 이팅

달고 고소한 맛에 버릴 다이어터는 없다?

빵과 디저트만 절제해도 다이어트는 훨씬 쉬워집니다. 빵을 직접 만들어보면, 밀가루만큼이나 많은 양의 설탕이 들어가야 단맛이 나는 것을 알게 되죠. 빵은 아무 맛이 나지 않는 밀가루에 설탕, 버터, 소금을 넣어 반죽하고 적절한 열로 구워 단맛과 고소한 맛을 더한 음식입니다.

어떤 음식이든 설탕과 버터를 넣으면 그냥 먹을 때보다 맛있어 훨씬 더 먹게 됩니다. 한 실험에서 평소 찐 감자를 100g 정도 먹는 원숭이에게 꿀과 버터를 바른 감자를 주었더니 네 배인 400g을 먹었다는 결과가 있었습니다. 실제로 당과 지방이 함께 섞이면 식욕을 돋우며, 양념이 복잡하고 진한 음식일수록 더 많이 먹게 됩니다. 이는 시상하부의 포만 중추가 제대로 작동하지 않아 식욕 조절이 잘되지 않기 때문입니다. 입맛이 다양한 첨가물에 익숙하다면, 식욕을 의지만으로 통제하기가 어렵습니다.

달고 고소하면서도 다이어터에게 좋다?

빵과 디저트를 억지로 끊기 어렵겠지만, 단맛과 고소한 맛을 자연식에서 찾아 먹다 보면 절제할 수 있게 됩니다. 자연의 단맛은 과일과 일부 채소로, 고소한 맛은 견과류로 바꾸는 것이지요.

과일은 달면서도 풍부한 수분과 식이섬유, 효소를 포함하여 상쾌한 포만감을 줍니다. 빵이나 디저트처럼 인슐린 저항성을 높이지 않으며, 식사로 먹으면 당이 축적되지 않고 바로 에너지로 사용됩니다. 빵을 절제하는 쉬운 방법은 과일 하나를 먹고 빵을 먹는 것입니다. 이 방법으로 빵과 멀어진 사람들이 많습니다.

당뇨 초기 환자라도 식사로 먹는 저당도 과일은 밥과 빵, 면류, 떡보다 혈당지수가 낮고 당질량도 더 적어 안전합니다. 과일의 다양한 무기질과 비타민은 당뇨 환자에게 결핍되기 쉬운 영양소를 공급하여 오히려 혈당 안정에 도움을 줍니다.

과식하게 되는 건 효소 부족 때문이다

가공식품처럼 지방과 설탕, 각종 첨가물이 혼합된 음식은 과식하기 쉽습니다. 젓가락을 쉽게 내려놓지 못하지요. 과식하는 것은 역설적으로 몸에 효소가 부족하다는 신호입니다. 효소가 없는 음식만 먹다 보면, 뇌 식욕 중추의 균형이 깨지기 때문입니다.

과일로 식사하게 되면 배가 부르도록 먹기 어렵고, 효소가 충분히 공급되어 몸은 맑아지며 식욕이 안정됩니다. 아침 과일 식사를 3일만 실천해도 빵이나 과자에 손이 가지 않는 경험을 하게 됩니다. 과일의 신선한 효소가 주는 만족스러움을 느끼게 되면 더는 가공식품을 찾지 않게 됩니다.

'마인드풀 이팅'으로 라이프스타일을 바꾸다

과체중인 사람이 인구의 3분의 1에 달하는 미국에서는 다양한 다이어트 방법과 심리 연구가 진행되고 있습니다. 식단이나 운동을 바꾸지 않고 식사 습관만 개선하여 다이어트 효과를 본 사례도 있지요.

마인드풀 이팅(Mindful Eating), 즉 마음챙김 식사법은 명상과 식사를 결합한 방법입니다. 음식을 먹는 행위를 자각하며 식사에 온전히 집중하는 방법입니다. 지금 배고픈 것이 진짜 배고픔인지, 스트레스에 의한 가짜 배고픔인지 분별하게 하며, 잘 모르겠다 싶을 때는 물 한 잔을 마셔 보면 알 수 있습니다. 식단이나 운동을 바꾸지 않고 마인드풀 이팅만으로도 86%의 사람이 체중을 줄이고 식습관을 바꾸는 데 성공했습니다. 또 다른 연구에서는 마인드풀 이팅을 실천한 사람 1,400명이 체중이 줄어들고 삶의 행복을 느꼈으며 섭식장애를 해결했습니다.

살찐 사람 대부분은 허겁지겁 먹는 습관이 있습니다. 가끔 빵이나 디저트를 먹게 되면 천천히 드십시오. 혈당이 천천히 상승해 인슐린 저항성이 생기지 않아 살이 덜 찝니다. 식사를 1시간 이상 천천히 하는 지인이 있는데, 그 사람은 어떤 음식이든 늘 천천히 먹는 습관 덕분에 매우 날씬하고 건강합니다.

마인드풀 이팅은 TV나 영상 매체를 끄고 음악조차 듣지 않으면서 오직 음식과 식사하는 자신에게만 집중하는 식사법입니다. 음식을 눈으로 보고 향을 맡으며 씹을 때 무슨 맛인지 온전히 느끼며, 음식을 한 입 넣은 후 젓가락을 내려놓고 천천히 씹습니다. 식재료가 나에게 오기까지의 과정도 떠올립니다. 이렇게 먹으면 이전과 달리 음식의 맛과 향이 충분히, 어쩌면 10배 이상 맛있게 느껴지고 만족감도 큽니다. 자연스럽게 식사 시간이 길어져 포만 중추가 자극되고, 음식을 덜 먹게 됩니다.

마인드풀 이팅을 하면 내가 먹는 음식 재료 하나하나가 소중하게 느껴집니다. 적어도 6개월에서 수년 이상 걸려 성장하여 우리 앞에 놓인 자연의 음식들에 감사하게 됩니다. 온갖 채소와 과일들, 바다의 해산물 등에서 농부와 어부의 정성 어린 마음을 느낄 수 있습니다. 아기가 엄마 뱃속에서 10개월 동안 양분을 공급받으며 자라서 태어났고 약 20년 정도 성장하여 성인이 되듯, 모든 자연은 각자의 성장 속도에 맞게 설계되어 있습니다.

다이어트는 건강한 라이프스타일을 만드는 과정

우리에겐 자연과 생명에 대한 가치와 태도를 돌아보는 시간이 필요합니다. 신선한 자연 음식을 감사하며 귀하게 여기게 되면, 내 몸에 독소를 만드는 음식은 멀리하고 진짜 음식만 선택하고 싶어집니다. 내 피와 살을 만드는 음식이 소중하게 느껴집니다.

이제 좋은 영양소로 만들어지는 내 몸의 새로운 세포 성장을 기대할 수 있습니다. 몇 번의 시도와 실패가 있었다면, 이제는 제대로 된 방법을 찾게 되는 것입니다.

아침과일습관 성공공식

1. 빵과 디저트 중독에서 벗어나자!

달고 고소한 맛 중독은 자연의 단맛을 내는 과일과 고소한 맛의 견과류로 해결할 수 있습니다.

2. 양념이 복잡한 요리를 먹지 말자!

지방과 설탕, 각종 첨가물이 혼합된 음식은 과식하기 쉽고, 그만큼 살찌기도 쉽습니다. 대신 효소가 많은 자연 그대로의 음식을 먹습니다.

3. 마인드풀 이팅 하자!

마인드풀 이팅, 마음챙김 식사법은 식단과 운동 없이도 체중감량 효과가 크고, 자연과 생명에 감사하게 됩니다.

건강한 지방, 이상한 지방, 맛있는 지방

포화지방, 정말 비만과 심장병의 주범일까?

포화지방을 섭취했는데도 1년 만에 체중이 16kg이나 줄어든 사람이 있습니다. 캐나다 맥길대학교에서 진행된 연구 결과입니다. 이 연구에서는 과체중 성인에게 콩기름·카놀라유·홍화유 같은 식물성 정제유 대신 코코넛오일을 섭취하게 했고, 그 결과 체지방률이 유의미하게 감소했습니다. 코코넛오일은 식물성 포화지방입니다.

우리는 지금까지 포화지방을 심혈관질환과 비만의 원인으로 여기며 나쁜 지방으로 알고 있지만, '포화지방은 해롭고 불포화지방은 이롭다'라는 영양 상식은 사실과 다릅니다.

미국의 지방산 연구 전문가 메리 에닉(Mary Enig) 박사는 오래전부터 이 문제를 지적하며, 미국 정유업계가 가공 식물성 지방(쇼트

닝·마가린) 산업을 보호하기 위해 동물성 포화지방의 위험성을 과장했다고 주장합니다. 실제로 이후의 연구들로 트랜스지방과 고도로 정제된 식물성 오일이 심혈관 위험을 높인다는 사실이 반복해서 확인되었습니다.

지방은 결코 불필요한 영양소가 아닙니다. 우리 뇌의 약 70%는 지방으로 이루어져 있으며, 지방은 세포막과 호르몬의 핵심 재료이자 식욕 조절과 체지방 감량에도 중요한 역할을 합니다. 포화지방과 불포화지방의 차이는 구조적 차이입니다. 지방은 글리세롤과 지방산으로 구성되며, 탄소 결합 구조에 따라 포화지방과 불포화지방으로 나뉩니다. 수소가 모두 결합된 포화지방은 구조적으로 안정되어 있지만, 이중결합을 가진 불포화지방은 산화에 더 취약합니다.

포화지방이 심장질환의 원인이라는 가설은 1950년대, 미네소타대학교의 생물학자 앤셀 키스(Ancel Keys)가 제시한 '지방 가설'에서 출발했습니다. 이 가설은 이후 미국심장협회를 중심으로 빠르게 확산되었지만, 최근에는 충분한 반증과 재해석이 축적되고 있습니다. 실제로 2026년 1월 7일, 미국 정부는 《미국인을 위한 식생활 지침(Dietary Guidelines for Americans), 2025-2030》을 발표하면서, 포화지방 자체를 비만과 심장병의 직접적인 원인으로 단정할 수 없다는 점을 분명히 했습니다. 문제의 핵심은 지방의 '종류'보다는 정제 탄수화물과 첨가당, 초가공식품의 과잉 섭취, 그리고 전체 식사 구조라는 것입니다. 자연 음식의 포화지방 섭취를 권하고 있습니다.

이제 지방은 '포화지방이냐 아니냐'가 아니라, 어떤 음식 맥락에서, 어떤 조합으로, 무엇과 함께 섭취하는가가 더 중요해졌습니다. 포화지방은 더 이상 홀로 비난받아야 할 대상이 아닙니다. 문제는 지방이 아니라, 잘못된 식사 구조입니다.

지방을 태우는 지방이라고?

코코넛오일은 빠르게 지방을 연소시켜 케토제닉 다이어트에서 많이 활용됩니다. 코코넛오일을 이용한 알츠하이머 등의 뇌 신경세포 변성과 관련된 인지장애 개선 연구도 활발히 진행 중입니다. 미국의 통합의학 의사인 줄리안 휘터커(Julian Whitaker) 박사는 장사슬 지방산(LCT, Long Chain Triglycerides, 13~20개의 탄소 원자)과 중사슬 지방산(MCT, Medium Chain Triglycerides, 6~12개의 탄소 원자)을 각각 '굵은 장작'과 '휘발유'에 비유합니다. MCT가 불쏘시개처럼 작용해 LCT의 연소를 돕는다는 의미입니다.

MCT 오일은 담즙 소화과정을 거치지 않고 간에서 바로 케톤으로 전환되어 에너지원으로 쓰이며, 체지방으로 잘 축적되지 않습니다. 같은 칼로리라도 MCT 오일을 먹으면 지방 연소가 더 잘 이루어집니다. 코코넛오일의 약 65%가 MCT입니다.

여러 민간요법에서는 약이 없을 때 피부에 상처가 생기면 코코넛오일을 바르기도 했습니다. 코코넛오일이 피부 건강과 면역력

증진에 도움이 된다는 걸 생활의 지혜로 알고 있었던 것입니다. 코코넛오일에 함유된 라우르산(lauric acid)은 항바이러스 작용을 하여 면역력을 높입니다. 모유에도 라우르산이 있어 면역력이 약한 아기를 보호합니다. 가끔 생기는 뾰루지나 여드름, 작은 상처에 코코넛오일을 바르면 염증이 가라앉고 피부가 깨끗하게 재생됩니다.

트랜스 지방, 몸속을 망가뜨리는 진짜 범인

반면, 절대로 섭취해서는 안 되는 지방이 있습니다. 바로 트랜스 지방입니다. 트랜스(trans)란 탄소와 수소가 정상적인 시스(cis) 결합을 하지 못하고 서로 엇갈린 구조를 의미합니다. 자연계에 존재하는 불포화지방산은 모두 시스 결합 형태이지만, 가열이나 충격으로 트랜스 결합으로 변할 수 있습니다.

트랜스 지방은 자연계에 없는 인공 물질이어서 인체에서 대사되지 못하며, 필수지방산의 활동을 방해하고 세포막을 변형시키며 뇌세포 기능까지 교란합니다. 또한 염증 완화에 중요한 오메가3 지방산을 파괴하고, 심장병·당뇨·암 등 다양한 대사질환의 원인이 됩니다.

세계보건기구는 트랜스 지방 섭취를 하루 2g 이하로 권고하지만, 실제로 우리가 얼마만큼 섭취하는지는 알기 어렵습니다. 가공식품 성분표에는 트랜스 지방이 '0g'으로 표시되어 있어도 프라이드치킨이나 빵·과자·라면 등에 사용된 기름은 제조 과정에서 트랜

  아침과일습관 살찌지 않는 체질로 바꾸는 평생 건강 솔루션

스 지방으로 변할 수 있기 때문입니다. 즉, 가공된 튀긴 음식에는 의도치 않게 트랜스 지방이 포함될 가능성이 높습니다.

오래도록 건강하게 장수를 돕는 지방

우리 몸에 좋은 지방으로는 코코넛오일, 올리브오일, 아보카도 오일, 견과류, 그리고 오메가-3 지방산이 풍부한 연어·고등어 등의 생선오일이 있습니다.

만약 버터 특유의 고소한 맛이 그립다면, 기버터(ghee butter)를 활용해 채소나 해산물을 볶아 먹어도 좋습니다. 기버터는 버터에서 수분과 단백질을 제거한 순수 지방으로, 발연점이 250℃로 높아 음식을 볶을 때 산화가 잘 일어나지 않습니다. 다이어트 중에도 기버터를 활용하면 풍미 있는 음식을 즐길 수 있습니다. 지방 요리는 과일이 주는 상쾌한 포만감과는 달리 묵직한 포만감을 줍니다.

건강한 지방은 인슐린 저항성을 낮추고, 식욕억제 호르몬인 렙틴 균형을 맞춥니다. 인슐린 민감도가 높아지면 당분이 지방으로 저장되지 않고 에너지원으로 사용됩니다.

저혈당이 있거나 단맛에 강한 욕구가 있다면 하루 지방 섭취 비율을 늘리는 것도 방법입니다. 예를 들어, 오후 간식으로 견과류를 50g 이상 먹거나, 한 끼 식사로 기버터 30g 이상을 넣은 채소·해산물 볶음 요리를 먹는 것입니다. 이때는 밥을 조금만 먹거나 아예 먹지 않는 것이 좋습니다. 단 음식이 계속 당긴다면, 3일 정도

건강한 지방이 풍부한 식사를 하면 식욕이 억제되는 효과를 경험
할 수 있습니다.

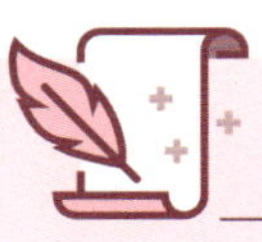

아침과일습관 성공공식

1. 좋은 포화지방을 섭취하자!

코코넛오일은 천연 포화지방으로 에너지 대사율을 높여

체중감량에 도움이 되며, 케토제닉 다이어트에 활용됩니다.

2. 트랜스 지방, 절대 금지!

트랜스 지방은 자연계에 없는 인공 물질로 몸을 망가뜨립니다.

가공된 튀긴 음식에는 의도치 않게 트랜스 지방이 포함될

가능성이 높습니다.

3. 장수를 돕는 지방을 먹자!

코코넛오일, 올리브오일, 아보카도오일, 견과류, 오메가-3 지방산이

풍부한 연어·고등어 등의 생선오일, 기버터 등을 추천합니다.

단짠단짠을 해결하는 다이어트

맛에는 리듬이 필요하다

몸에 좋다는 음식을 모두 섞은 다음 갈아서 마신다면 어떨까요? 슈퍼푸드라 불리는 연어, 토마토, 블루베리, 브로콜리, 당근, 아몬드 등을 한꺼번에 섞어서 갈아 마신다고 상상해 보세요. 아마 눈살이 찌푸려질 것입니다.

《맛 이야기》의 저자 최낙언은 음식의 맛을 '리듬'이라고 설명합니다. 음악도 음표가 있다고 완성되는 것이 아니듯, 좋은 재료를 사용해도 리듬이 없는 음식은 맛이 없습니다. 재료를 갈고 섞는 과정에서 리듬이 사라진 음악처럼 맛의 리듬도 사라져 밋밋하게 됩니다. 식품회사는 영양소가 골고루 담긴 프로틴 쉐이크 같은 파우더형 음료를 만들지만, 그것을 계속 먹고 싶어 하는 사람은 많지 않지요. 음식 본연의 맛을 살릴 때 비로소 리듬이 살아납니다.

다섯 가지 맛, 뇌와 위가 기억하는 본능

다이어트할 때 식욕이 잘 억제되지 않는 이유도 맛에 대한 그리움 때문입니다. 사람은 단맛, 신맛, 짠맛, 쓴맛, 감칠맛 등 5가지 맛을 느낍니다. 미국 컬럼비아대학교 찰스 주커(Charles Zuker) 교수는 우리 몸에서 쓴맛, 단맛, 감칠맛, 신맛, 짠맛 수용체를 발견했는데, 이 수용체 덕분에 단맛과 짠맛, 신맛과 쓴맛, 감칠맛에 대한 욕구가 생깁니다.

단맛 본능 때문에 빵과 디저트가 먹고 싶고, 맹맹한 맛이 싫은 이유도 짠맛 수용체 때문입니다. 단 것을 먹으면 짠 것이, 짠 것을 먹으면 단 것이 당기는 거죠. 라면이 당기는 이유도 감칠맛의 원료인 MSG(MonoSodium Glutamate)에 대한 기억 때문입니다.

수용체가 없다면 맛에 대한 기억과 본능도 존재하지 않습니다. 고양이는 단맛 수용체가 없어 단 음식을 먹고 싶어 하는 욕구가 없고, 초식동물 판다는 감칠맛 수용체가 없어 감칠맛을 좋아하지 않습니다. 따라서 우리 뇌와 위에 저장된 다섯 가지 맛의 기억을 억제하기보다는 이를 슬기롭게 활용하는 식습관이 체중감량 후에도 꾸준히 지속할 수 있게 합니다.

단맛의 유혹, 혈당의 신호

단맛 욕구는 자연스러운 것이지만 사탕과 초콜릿을 늘 물고 지낸다면 저혈당증을 의심해야 합니다. 한 끼만 굶어도 극심한 배고품을 느낀다면 저혈당 초기일 수 있습니다. 공복감이 잦고 가슴 두근거림이나 떨림이 있으면 관리해야 합니다. 별일 아닌데도 짜증 나고 자주 우울하며 피곤이 가시지 않을 땐 이를 단순한 기분 탓으로 여기면 안 됩니다.

혈당 관리가 제대로 되지 않아 나타나는 저혈당증과 인슐린 저항성이 해결되어야 증상이 사라집니다. 방치하면 당뇨 전 단계와 당뇨로 이어질 수 있습니다. 사탕이나 초콜릿은 일시적으로 해결해 줄 뿐, 인슐린 문제를 점점 더 악화시킵니다.

단맛 욕구는 당도가 낮은 과일이나 당분 있는 채소로 해결하는 것이 좋습니다. 신선한 과일은 단맛과 신맛을 동시에 만족시킵니다. 내 몸이 원하는 맛을 제철 과일에서 선택해 먹는 것이 가장 좋습니다. 잘 모르겠다면 다양한 과일을 먹어보는 것도 방법입니다.

오랜 기간 과자와 빵에 중독되었어도 과일로 해결할 수 있습니다. 몸이 원하는 과일을 먹으면 신기하게도 식탐이 사라집니다. 제 경우, 여름에는 포도를 먹으면서 행복감을 느끼고, 우울할 때는 사랑스러운 체리를 선택합니다. 입맛이 바뀌기 전에는 빵과 치킨에 의존했지만, 지금은 과일을 먹으면 도파민(dopamine)이 흘러나와 기분이 좋아집니다.

소금, 짠맛의 지혜로운 선택

짠맛 욕구도 건강한 요리로 충분히 채울 수 있습니다. 다이어트 중에도 일부러 저염식을 고집할 필요는 없습니다. 소금은 위산의 원료로, 너무 적게 섭취하면 역류성 식도염의 원인이 될 수 있습니다.

소금은 정제 나트륨보다 미네랄이 함유된 천연 소금이 좋습니다. 소금은 짠맛뿐만 아니라 다른 재료의 맛을 깊게 만들어줍니다. 재료가 신선하다면 소금과 후추만으로도 향미가 넘치는 요리가 가능합니다. 재료가 덜 신선하면 여러 종류의 양념과 특히 소금을 많이 사용하게 되어 건강에 좋지 않습니다. 양념이 진한 음식을 먹은 후 물을 많이 마시는 이유도 여기에 있습니다.

감칠맛, 다이어트의 숨은 동반자

감칠맛은 재료의 맛을 깊이 느끼게 하며 염분 섭취량을 줄이는 효과도 있습니다. 감칠맛은 혀의 글루탐산 수용체를 통해 느끼며, 침과 위가 소화를 준비하게 합니다. 모유에도 글루탐산이 함유되어 아기도 감칠맛을 느낍니다. 2000년 국제적으로 제5의 맛 '우마미(UMAMI)'로 정해진 감칠맛은 일본어 '우마이(旨い, 맛있다)'와 '미(味, 맛)'를 합쳐 만든 단어입니다.

감칠맛의 주성분은 아미노산 글루탐산, 가쓰오부시의 이노신산, 표고버섯의 구아닐산 등입니다. 고기, 해산물, 버섯에서 얻을 수 있으며 고기나 양파를 구울 때 생기는 마이야르 반응으로도 생깁니다. 멸치나 가다랑어 육수를 낸 음식이 그리운 것도 감칠맛에 대한 기억 때문입니다. 저는 감칠맛이 그리우면 김과 가쓰오부시 육수로 만족합니다.

쓴맛, 미묘한 균형의 힘

쓴맛은 아마 다섯 가지 맛 중에서 가장 맛보고 싶은 욕구가 낮을 것입니다. 커피, 자몽, 쓴 나물에서 느낄 수 있지요. 다이어트 하면서 커피를 마셔도 되는지 궁금해하는 사람이 많은데, 찬성론자는 커피 폴리페놀의 항산화 기능을 강조하고, 반대론자는 수입 커피의 곰팡이 오염 문제를 지적합니다. 커피를 좋아하지 않는다면 굳이 마실 필요는 없으며, 설탕과 우유를 넣지 않은 아메리카노를 한 잔 정도 즐기는 것도 괜찮습니다. 저 역시 커피 중독자였지만, 과일 습관 덕분에 하루 한 잔 정도 마시거나 그마저도 아예 건너뛰기도 합니다.

오감을 만족시키는 식사의 힘

음식의 맛과 오감은 육체적 심리적 만족을 위해 매우 중요합니다. 음식을 입으로 들여보내는 것만이 식사의 전부가 아닙니다. 미각뿐만 아니라 후각, 시각, 청각, 촉각 등이 모두 작용해 음식의 맛을 느낍니다.

옥스퍼드대 심리학자 찰스 스펜스(Charles Spence)는 음식과 오감에 관해 연구했습니다. 맛은 향과 함께할 때 더 강렬하게 느껴집니다. 설탕만 넣은 음식보다는 캐러멜 향이 섞인 설탕을 넣은 음식을 사람들은 더 달게 느낍니다. 바닐라향이나 딸기향도 설탕을 더 달게 느끼게 합니다. 감기에 걸려 코가 막히면 음식 맛을 제대로 느끼지 못하지요. 어떤 다이어터들은 먹고 싶은 음식을 냄새만 맡으면서 먹은 것 같은 만족감을 얻으려 합니다.

시각 효과도 큽니다. 빨간 딸기를 흰 접시에 담았을 때와 검정 접시에 담았을 때, 대부분은 흰 접시의 딸기를 더 맛있게 느낍니다. 청각 효과도 중요합니다. 스펜스 연구팀은 감자칩 먹는 소리를 크게 들려준 그룹과 작게 들려준 그룹에게 맛 평가를 하게 했는데, 큰 소리를 들었던 그룹이 더 맛있다고 평가했습니다.

나만의 레시피, 다섯 가지 맛의 완성

건강한 음식을 통해 건강한 몸을 만들기 위해서는 식재료 준비와 요리 과정을 즐기는 것도 중요합니다. 재료의 모양과 색, 향을 느끼고 고소한 냄새를 맡으며 요리를 즐겨 보세요. 과일 식사에 익숙해지면 요리는 하루 한 끼 정도로 줄게 됩니다. 아침은 과일, 점심은 양파를 기버터로 볶아 연어와 함께, 저녁은 과일 스무디로 마무리하는 것입니다. 단순하지만 맛있고 건강에 좋은 하루 식사가 완성됩니다.

나만의 레시피를 만들어보세요. 내 몸이 원하는 다섯 가지 맛이 신선한 자연의 음식들로 채워지면 치킨, 피자, 빵 등 다이어트와 건강을 망치는 음식을 더는 그리워하지 않게 됩니다.

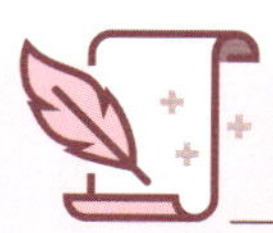

1. 음식 본연의 맛을 살리자!

좋은 재료들이라도 오감을 만족시키지 못하면 좋은 음식이

아닙니다. 식재료 본연의 맛으로 음식 리듬을 살립시다.

2. 오감 본능을 만족시키는 자연 식단을 꾸리자!

단맛, 신맛, 짠맛, 쓴맛, 감칠맛을 모두 느끼게 하는 만족스러운

식단이 꾸준한 다이어트를 가능하게 합니다.

3. 다섯 가지 맛을 담은 나만의 레시피를 만들자!

건강한 음식으로 건강한 몸을 만들기 위해서는 식재료 준비와 요리

과정을 즐기는 것도 중요합니다.

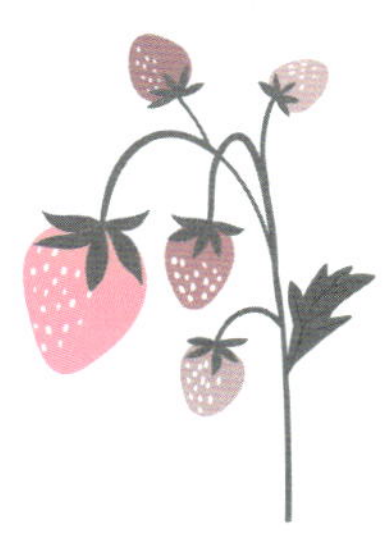

스트레스가 줄면 지방도 줄어든다

만성 스트레스의 그림자, 지방과 근육에 남다

건강과 행복을 위해 시작한 다이어트가 때로는 또 다른 스트레스가 되기도 합니다. 미국 의학협회보(JAMA) 산하 미과학위원회 발표에 따르면, 체중감량 후 5년 동안의 체중 유지 성공률은 실제로 암 치료율보다 낮다고 합니다. 불안과 두려운 마음으로 시작한 통제 중심의 다이어트는 곁길로 샐 때마다 죄책감을 불러오고, 결국 실패로 이어지기 쉽습니다. 하지만 의지력 부족이 다이어트에 실패하는 주요 원인은 아닙니다.

우리 몸은 호르몬을 통해 신진대사를 정교하게 조절하는데 스트레스는 이 균형을 깨뜨리곤 합니다. 스트레스를 받으면 교감신경이 자극되어 부신(부신수질)에서 아드레날린이 분비되고, 이어 부신(부신피질)이 다시 자극되어 스트레스 호르몬인 코르티솔

 아침과일습관 살찌지 않는 체질로 바꾸는 평생 건강 솔루션

(Cortisol)이 분비됩니다.

코르티솔은 포도당, 단백질, 지방 등 주요 에너지원의 대사를 촉진하며, 신진대사 전반을 지휘하는 호르몬입니다. 포도당 합성을 촉진해 혈당을 올리고, 단백질을 분해해 혈중 아미노산을 높이며, 지방 분해를 촉진해 혈중 지방산을 늘리는 것은 모두 위협 상황에 대비하기 위한 몸의 자연스러운 반응입니다. 동시에 혈압, 전해질, 산·염기 균형, 면역력까지 조절하며 몸 전체의 밸런스를 유지합니다.

문제는 스트레스가 만성적으로 지속될 때 발생합니다. 코르티솔이 과도하게 분비되면, 근력과 뼈가 약해지고 지방 분해가 제대로 이루어지지 않아 체지방이 쌓이게 됩니다. 또한 인슐린 저항성이 심해지면서 혈당이 에너지로 쓰이지 못하고 지방으로 저장됩니다.

여성의 경우, 심한 스트레스 상황에서는 과도한 코르티솔이 호르몬 균형을 깨뜨려 월경이 중단되기도 합니다. 이러한 호르몬 불균형은 우울감과 무기력 같은 심리적 고통까지 가져와 단순한 체중 문제를 넘어 온몸 건강에 큰 영향을 미칩니다.

활성산소, 보이지 않는 노화의 손길

만성 스트레스는 또 다른 위험을 만듭니다. 활성산소가 증가하면서 세포막과 혈관이 딱딱해지고, 세포 간 신호 전달과 물질 교환이 원활하지 않게 됩니다. 면역세포는 활성산소와 싸우느라 효소를 과도하게 사용하게 되지요. 질병이 생기는 원인의 90%를 활성산소로 지목할 만큼 활성산소는 수명마저 단축시키는 잠재적 위험 요인입니다. 특히 활성산소는 텔로미어(telomere)의 길이를 줄여 노화를 촉진합니다. 텔로미어는 수명과 노화에 깊이 관련된 유전자 구조로, 길이가 빠르게 줄어들수록 노화 속도가 빨라지고 수명도 짧아집니다.

텔로미어 연구로 노벨상을 받은 엘리자베스 블랙번(Elizabeth Blackburn) 교수는 20~50세 여성 62명을 대상으로, 스트레스가 많은 그룹과 그렇지 않은 그룹의 활성산소 수치와 텔로미어 길이를 비교했습니다. 그 결과, 스트레스가 많은 그룹은 최대 9년 이상 노화가 빠르게 진행된 것으로 나타났습니다.

이처럼 아름다움과 젊음을 오래 유지하려면 활성산소를 줄이는 것이 필수입니다. 단순히 체중감량만 목표로 삼고 다이어트를 하는 것보다는 스트레스 관리와 호르몬 균형, 활성산소 감소까지 함께 고려한 다이어트로 몸과 마음 모두 건강하게 유지하는 것이 바람직합니다.

감사와 행복, 마음을 채우는 비밀

스트레스와 활성산소를 줄이는 가장 강력한 방법의 하나는 마음을 '감사'와 '행복'으로 채우는 것입니다. 매일 감사일기를 쓰는 것은 몸과 마음을 함께 치유하는 방법으로 긍정 감정을 높이고 부정 감정을 완화합니다. UCSD 공중보건학·가정의학과 폴 밀스(Paul Mills) 교수는 심부전 환자들에게 감사일기를 쓰게 했더니 잠을 더 깊게 자고 우울감과 피로가 줄었다고 보고했습니다.

감사함을 느낄 때 뇌의 측두엽과 쾌락 중추가 활성화되며, 도파민·세로토닌·엔도르핀 같은 행복 호르몬이 분비되어 마음이 행복하고, 몸은 질병과 스트레스에 맞설 힘을 얻습니다. 하루 10가지 감사한 일을 기록하면, 부정적인 사건조차 성장의 자산으로 바라보는 놀라운 변화를 하게 됩니다.

중국 속담에 '과거의 불행은 세세히 세면서 다가온 축복은 무심히 받아들인다'는 말이 있답니다. 감사하지 않으면 감정은 무뎌지고 마음은 차가워집니다. 성경에도 '모든 일에 감사하라'는 구절이 있습니다. 일상에서 늘 감사할 거리를 발견하는 사람은 삶이 만족스럽고 행복합니다.

미국의 인간행동학 전문가인 존 디마티니(John Demartini)는 감사가 지성과 감성의 문을 열어 천재성을 깨우고 기억력과 목표 의식을 높인다고 합니다. 사랑과 감사는 인간이 태어나면서부터 지닌 본능적 에너지입니다. 불가능해 보이는 일도 가능하게 만드는 힘을 지니고 있습니다.

날아가 버리는 행복을 붙잡는 법

다이어트 상담을 하면서 에너지가 부족한 분들에게는 '좋아하는 순간 찾기' '강점에 집중하기' '엉뚱한 상상력으로 잠재력 발견하기' 같은 방법을 활용하며, 일상에서 실천하도록 권합니다. 자신의 취향, 장점, 가능성을 아는 사람은 스트레스에 덜 시달립니다. 좋아하는 순간을 기록하면 날아가는 행복을 붙잡는 것과 같습니다.

단점이 고쳐지지 않는다고 좌절하기보다는 강점에 집중하며 내 안의 가능성을 찾아보고 예측할 수 없는 미래를 상상해 보세요. 누구나 그 내면에는 창조의 샘이 있습니다. 어린아이는 노는 데 집중하다 밥때를 놓치기 일쑤고, 사랑에 빠진 연인은 바라보기만 해도 배부릅니다. 재미있고 좋아하는 일에 몰입하면 도파민 덕분에 식욕이 자연스럽게 조절됩니다.

코로나19 대유행 시기 동안, 많은 사람이 사회적으로 고립되면서 큰 스트레스와 우울감에 빠졌지만, 어떤 이들은 그 속에서 자신에게 집중하며 그 시간을 즐겼습니다. 저 역시 처음에는 우울했지만, '내가 할 수 있는 일에 집중하자'는 마음으로 일어섰습니다. 일단 마음의 여유가 생기자 틈틈이 반려견과 자연으로 나가 산책했고, 주말엔 마음을 나누는 지인들과 함께 걸으며 산책을 즐겼습니다. 좋아하는 배우가 등장한 영화를 보며 영감을 얻었고, 타샤 튜더의 농가 정원을 거닐고 헨리 데이비드 소로의 호숫가 오두막에서 글을 쓰고 있는 내 모습을 상상하면서 스트레스가 줄었습니다.

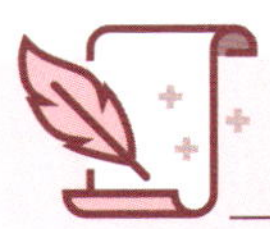

아침과일습관 성공공식

1. 만성 스트레스를 없애자!

스트레스가 지속되면 몸의 균형이 깨지고 과도하게 분비된

코르티솔 호르몬의 영향으로 체지방이 쌓이기 쉬워집니다.

스트레스는 비만의 적입니다.

2. 활성산소를 줄이자!

활성산소는 질병의 원인이자 노화를 촉진합니다. 스트레스와 활성

산소를 줄이는 가장 강력한 방법의 하나는 마음을 '감사'와

'행복'으로 채우는 것입니다.

3. 감사일기를 쓰고 좋아하는 일을 하자!

자신의 장점과 좋아하는 일에 집중해 보세요. 건강한 마음은

자연스럽게 체중과 생활 습관을 관리할 수 있게 합니다.

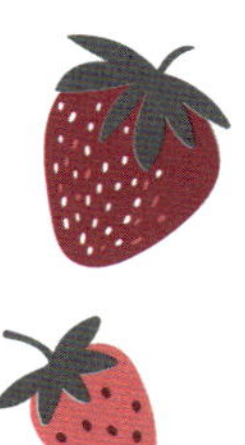

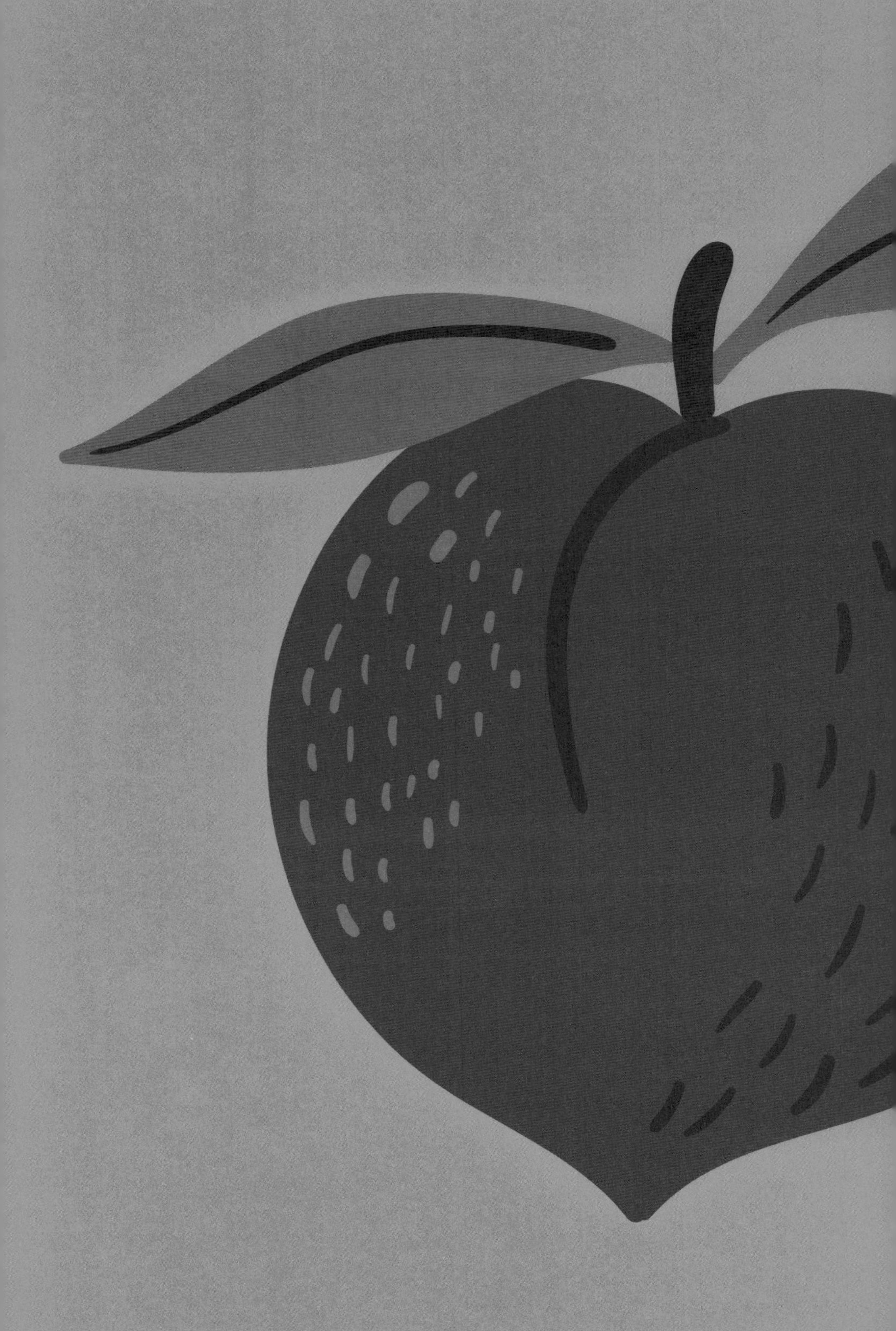

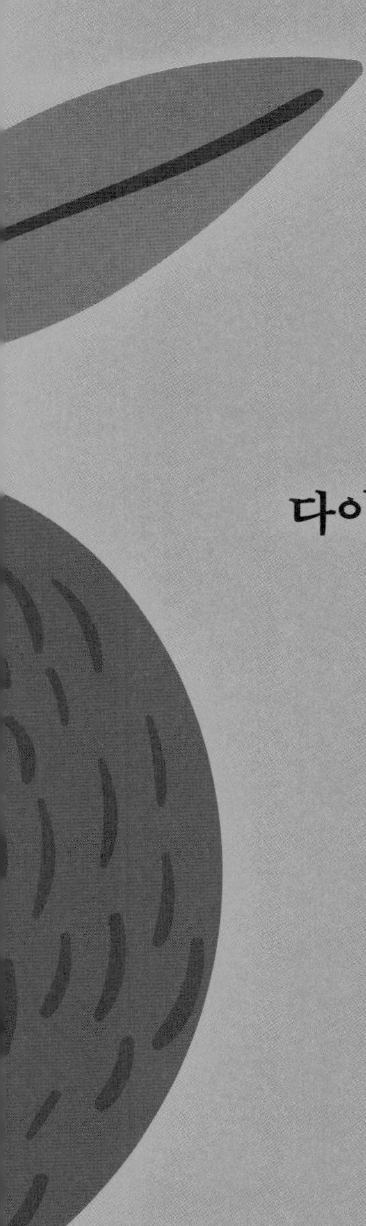

다이어트, 과일에서 시작한다

왜 우리는 과일에 끌릴까

인류의 주식은 과일이었다

과일은 단순히 달콤한 간식이 아닙니다. 인류 역사는 과일이 본래 인류의 주식이었음을 보여줍니다. 펜실베이니아주립대에서 활동한 고인류학자 앨런 워커(Alan Waker)는 화석 치아 표면의 미세 마모를 분석해 일부 초기 인류의 조상이 과일류 비중이 높은 먹이를 섭취했을 가능성을 밝혀냈습니다. 영국의 외과 의사이자 인류학자였던 로버트 브리폴트(Robert Briffault)는 저서 《인류의 어머니(The Mothers)》에서 초기 인류가 사냥 중심이기보다는 과일 등 식물성 식품을 섭취한 사회였을 것이라고 설명했습니다.

인간 DNA와 99% 일치하는 유인원들은 열매와 나뭇잎을 주로 먹고, 동물성 단백질은 5% 이하로 섭취합니다. 유인원들에게선 비만과 당뇨를 찾아보기 어렵습니다. 100세까지 장수한 자연주의

자 스콧 니어링과 헬렌 니어링도 매일 아침 한 가지 과일로 식사를
시작했습니다. 그들의 식단은 전체의 35%가 과일, 50%가 채소였
고, 단백질과 지방은 최소한으로만 먹었습니다.

체중을 지배하는 '자연의 설계'

《과식의 종말》의 저자 데이비드 A. 케슬러(David A. Kessler)는 인간
의 몸에는 체중을 일정하게 유지하려는 '세트 포인트(set point)'가 존
재한다고 설명합니다. 그러나 설탕·지방·소금이 결합된 가공식품
은 이 균형을 무너뜨립니다. 단 것을 먹으면 짠 것이 당기고, 다시
단 것이 먹고 싶어지는 무한 반복의 회로가 만들어지는 것입니다.

채소즙과 과일즙을 대중화한 미국의 노먼 워커(Norman Walker)는
순수한 자연식만으로도 칼로리 계산 없이 체중이 조절된다고 말
했습니다. 실제로 건강한 사람들은 수년이 지나도 체중 변화가 거
의 없습니다. 핵심은 바로 렙틴 저항성을 예방하는 것입니다.

렙틴(leptin)은 포만감을 주어 식사를 멈추게 하는 호르몬입니다.
하지만 비만이 심할수록 뇌 시상하부의 렙틴 수용체가 둔감해져,
아무리 먹어도 포만감을 느끼지 못합니다. 이를 렙틴 저항성이라
합니다. 렙틴이 제 역할을 하지 못하면, 식욕을 촉진하는 그렐린
(ghrelin)이 계속해서 더 먹으라고 신호를 보내게 됩니다.

렙틴 저항성이 생기는 주된 이유는 두 가지입니다. 첫째는 인슐
린 저항성, 둘째는 영양소 부족입니다. 혈당 대사가 원활하지 않

 아침과일습관 살찌지 않는 체질로 바꾸는 평생 건강 솔루션

으면 인슐린 저항성이 발생하는데, 식이섬유·효소·비타민·미네랄 같은 조효소가 부족할 때 더 심해집니다. 실제로 비만한 사람들은 지방을 분해하는 리파아제 효소가 부족하며, 비타민 A·B·C·D·E 와 아연·칼슘·크롬·마그네슘 등의 미네랄이 결핍된 경우가 많았습니다.

다행히 순수한 자연식은 이러한 상황을 회복시켜 줍니다. 과일에 풍부한 효소와 영양소는 인슐린 민감도를 높이고, 렙틴 저항성을 완화하여 몸이 '자연의 설계'대로 다시금 체중을 조절할 수 있게 돕습니다.

자연에서 얻은 음식을 주로 먹었던 오키나와 사람들에게는 비만과 당뇨 환자가 거의 없었습니다. 미국 뉴욕대 의대 세포생물학자 유형돈 교수는 오키나와 사람들의 식단에서 질병과 노화의 비밀을 밝혀냈습니다. 가난했던 시절, 그들의 주식은 고구마와 된장이었고 생선도 가끔 먹는 정도였습니다. 이런 소박한 밥상이 오히려 심혈관질환, 당뇨, 비만으로부터 그들을 지켜준 비법이었습니다.

이처럼 자연이 차려준 소박한 밥상은 우리를 살찌지 않고 건강하게 만드는 힘이 있습니다. 자연식을 하면 효소가 충분히 공급되어 신진대사가 원활해지고 비만은 찾아보기 어려운 몸이 됩니다.

하루 한 끼, 영양이 풍부한 과일 자연식

과일을 많이 먹는데도 효과가 없다면 대개 먹는 시점 때문입니다. 우리나라 사람들은 과일을 거의 식사 후에 먹습니다. 이런 디저트 문화는 건강에 오히려 해롭습니다. 과일을 식후에 먹으면 위속 음식물과 함께 머물며 발효되어 가스와 독소를 만들기 때문입니다. 과일은 반드시 식전이나 아침 공복에 먹어야 합니다. 그래야 과일에 든 효소와 비타민, 미네랄이 온전히 흡수되어 '천연 보약'이 됩니다.

하루 한 끼를 과일로 식사하는 것은 날마다 천연 보약을 먹는 것과 같습니다. 도시에 거주하는 사람도 쉽게 실천할 수 있는 자연식이고요. 삼시 세끼 모두 자연식으로 먹기란 쉽지 않습니다. 그러나 과일은 쉽게 구할 수 있고 먹기에 편합니다. 제철마다 다양한 과일이 나오니, 제철 과일 한 알을 그대로 먹는 것만으로도 풍부한 영양과 효소를 흡수할 수 있습니다.

과일의 효소는 전해질·미네랄·호르몬 균형을 맞추고 면역력을 높이며 노화를 늦추는 역할을 합니다. 대부분 과일은 수분 80~90%, 에너지원이 되는 과당·포도당·자당 5~20% 정도로 구성되어 한 끼 식사로 충분한 식품입니다. 수분과 탄수화물, 소량의 단백질과 지방, 비타민·미네랄, 항산화 식물영양소, 효소, 식이섬유까지 9대 영양소를 모두 갖춘 완전식사입니다.

삼시 세끼 배부르게 과일 식사를 3일 정도만 해도 허리둘레가 1~2인치 줄고 피부가 좋아집니다. 또한 소화효소의 낭비를 줄여 노화 예방에도 도움이 됩니다. 특히 파인애플·파파야·키위·딸기 같은 과일은 효소가 매우 풍부해 소화 기능이 약해진 사람이 식전

 아침과일습관 살찌지 않는 체질로 바꾸는 평생 건강 솔루션

에 먹으면 소화를 돕습니다. 식사로 고기를 먹을 예정이라면 30분 전에 파인애플을 미리 먹어두는 것이 좋습니다.

과일에 들어 있는 폴리페놀은 활성산소를 제거할 뿐 아니라 지방 세포의 신호 전달체계까지 변화시킵니다. 포도의 레스베라트롤, 사과의 퀘세틴, 토마토의 리코펜은 대표적인 식물영양소이며, 자연이 준 항암 성분입니다. 간은 장에서 들어온 음식물 속 영양소와 노폐물을 구분하여 해독을 담당하는데, 이 과정에서 필요한 많은 효소와 항산화 성분을 과일로 보충하는 것은 간에 큰 도움이 됩니다.

세계암연구재단(WCRF)과 세계보건기구(WHO)는 암 예방을 위해 과일과 채소를 하루 400g 이상 섭취할 것을 권고합니다. 작은 사과 3개나 중간 크기 사과 2개 분량입니다. 과일은 체지방 감량과 암 예방 효과를 동시에 갖춘 식품입니다.

과일, 장 건강의 파수꾼

변비가 있다면 유산균 보충제보다 과일을 먼저 선택하는 것이 더 좋습니다. 과일 식사만으로도 변비가 쉽게 해결되기 때문입니다. 과일의 수용성 식이섬유는 장내 고형물이 잘 만들어지게 하고 장운동을 활발하게 합니다.

우리나라의 전통 한식은 섬유질이 풍부한 음식들로 구성되어 과거에는 변비 같은 대장질환이 있는 사람이 드물었습니다. 그러나 서구식 식습관이 자리 잡으면서 대장암 환자가 급격히 증가했습니다. 세계보건기구는 대장 건강을 위해 하루 25g의 섬유질 섭취가 꼭 필요하다고 권고합니다.

과일의 식이섬유인 펙틴은 장내 세균의 먹이가 되며, 이 과정에서 짧은사슬지방산(short-chain fatty acid, SCFA)이 생성됩니다. 아세트산, 프로피온산, 뷰티르산 같은 짧은사슬지방산은 대장 점막 세포의 성장을 돕고 염증을 막습니다. 과일은 대장 건강을 지키는 필수 식품입니다. 과일을 많이 먹었는데 효과를 보지 못했다면, 먹는 순서 때문일 것입니다. 반드시 식전이나 아침 공복에 먹는 것이 좋습니다.

과일은 자연이 만든 완전식품입니다. 일부 기능의학 전문가는 비타민 C 하루 섭취량을 키위로 채운다면 토양 산성화로 40개 이상 먹어야 한다며 영양제를 권하기도 합니다. 이것은 키위에 든 비타민 C 수치만 단순히 계산한 결과입니다. 키위에는 비타민 C 외에도 수많은 효소와 아직 밝혀내지 못한 수십, 수백 가지 항산화 영양소가 풍부합니다. 과일 영양소의 조화는 실험실에서 만든 합성 영양제로는 흉내 낼 수 없습니다. 모유를 완벽히 대체할 수 있는 분유가 존재하지 않듯, 과일도 마찬가지입니다. 과일은 과학보다 뛰어난 자연의 완전식품입니다.

 아침과일습관 살찌지 않는 체질로 바꾸는 평생 건강 솔루션

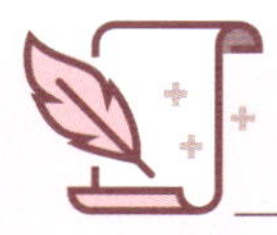

1. 렙틴 저항성을 예방하자!

렙틴은 포만감을 주는 호르몬으로, 저항성이 생기면 과식하게 되어 비만하기 쉽습니다. 과일에 풍부한 효소와 영양소는 렙틴 저항성을 완화하여 체중 조절에 도움을 줍니다.

2. 하루 한 끼 과일로 식사하자!

과일의 효소와 폴리페놀은 노화 방지와 지방 분해를 돕는 천연 보약입니다.

3. 과일은 식후 말고 식전에 먹자!

식후 과일은 위 속 음식물과 섞여 발효되어 가스와 독소를 만듭니다. 과일은 반드시 식사하기 전에 드세요.

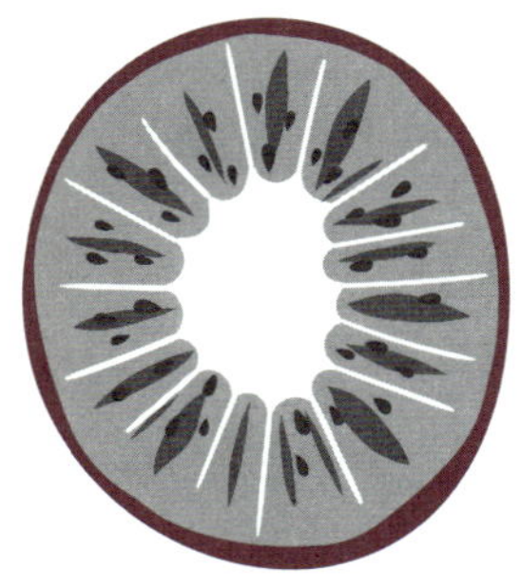

과일의 당도와 칼로리

당도별로 나눈 과일과 채소과 열매

당도	과일	채소과 열매
저당도	레몬, 라임, 자몽, 아오리사과, 딸기, 블루베리, 라즈베리, 크랜베리(베리), 키위	토마토
중간당도	사과, 배, 복숭아, 자두, 살구, 석류, 귤, 오렌지, 청포도, 체리	수박, 참외, 당도 높은 방울토마토, 멜론
고당도	바나나, 망고, 파인애플, 무화과, 적포도, 홍시	수박

과일 100g당 칼로리와 당분

과일	칼로리(kcal)	총 당분(g)	자당(g)	포도당(g)	과당(g)
바나나	84	14.6	0.1	7.8	6.6
거봉	60	13.7	0	6.8	6.8
망고	61	13.6	6.9	2	4.6
사과	56	11.1	2.1	2.6	6.3
감(단감)	51	10.5	0	5.3	5.1
파인애플	53	10.2	5.8	2.9	1.4
블루베리	48	9.9	0.1	4.8	4.9
배(신고)	46	9.8	0.5	4.4	4.8
참외	47	9	5.9	1.5	1.6
포도(캠벨)	58	8.4	0	3.7	4.7
멜론	40	8.2	5.9	1	1.1
키위(골드)	54	7.7	0	2.5	4.4
키위(그린)	66	6.7	0	2.4	4.2
딸기(설향)	34	6	0	2.6	3.4
수박	31	5	2.4	0.4	2.1
방울토마토	25	3.8	0	1.8	2
토마토	19	2.3	0	1.1	1.2
오렌지	47	9.2	4.1	2.4	2.5

식품의약품안전처, 2019

왜 아침엔 과일일까?

아침, 몸이 깨어나는 시간

'아침은 왕처럼 저녁은 거지처럼 먹어라.'

우리가 늘 들어왔던 말입니다. 아침을 잘 먹어야 두뇌의 활동이 활발해져 학생들은 공부를 잘하게 되고, 신진대사 활동으로 활력이 생겨 직장인들에게도 좋으며, 심지어 과식을 막기 위해서도 아침을 꼭 챙겨 먹으라는 겁니다.

특히 뇌가 필요로 하는 에너지원인 포도당 때문에 아침 식사를 해야 한다고 합니다. 포도당은 인체와 뇌에서 ATP라는 에너지를 만들어내는 중요한 역할을 하지요. 그러니 아침에 식사할 여유가 없다면, 샌드위치나 시리얼, 우유라도 먹으라는 조언이 많습니다. 과연 아침부터 소화효소가 잔뜩 필요한 식사가 몸에 좋은 걸까요?

아침은 몸이 서서히 깨어나는 시간입니다. 무리하게 음식을 소화하는 대신 자연스러운 워밍업이 필요합니다. 인체의 리듬으로 보면 아침은 배출의 시간입니다. 신진대사로 생긴 노폐물이 소변과 대변으로 빠져나가는 때입니다.

아침에 과일을 먹으면 영양소는 흡수되고 장은 노폐물을 내보내며, 오후의 소화를 준비할 조효소가 함께 공급됩니다. 과일 500g은 고급 수분 500mL를 마시는 것과 같으며, 그 안에는 식이섬유와 효소, 다양한 미네랄과 영양소가 가득합니다. 아침 과일은 장과 간을 깨우며 하루를 위한 활력을 불어넣어 줍니다.

아침에 좋은 식사법

과일의 9대 영양소를 쉽고 효율적으로 섭취하는 방법은 아침에 과일로 식사하는 것입니다. 아침 과일 식사는 수분공급과 해독, 영양 흡수에 가장 좋은 식사법입니다. 아침 과일 식사를 며칠만 실천해도 놀라운 변화를 경험합니다.

예일대 주디스 로딘(Judith Rodin) 교수는 식사 전 과일의 당분이 식사량을 줄여준다고 말합니다. 정제당으로는 결코 얻을 수 없는 효과입니다. 과일이 주는 달콤하고 청량한 맛은 입맛을 순수하게 되돌려 줍니다. 그 결과 자극적인 음식에 민감해지고, 맑고 깨끗한 음식을 더 원하게 됩니다.

실제로 아침 과일 식사만으로도 빵, 과자, 치킨의 유혹을 이겨냈다는 사람들이 많습니다. 3일만 실천해도 입맛은 변하고 몸은 맑

　　　아침과일습관 살찌지 않는 체질로 바꾸는 평생 건강 솔루션

아지며 체취마저 사라집니다. 입맛이 바뀌면 다이어트는 이미 반 이상 성공한 것입니다.

자연이 선사하는 백혈구의 면역력

아침 과일 한 끼는 단순한 식사가 아닙니다. 아침 과일을 꾸준히 섭취하면 체내 효소가 풍부해지고 혈액은 맑아져 면역력이 자연스럽게 강화됩니다. 면역력이 강해지면 백혈구 기능도 강해집니다.

백혈구는 몸속에 들어온 이물질을 직접 포식하고, 사이토카인을 분비해 다른 면역세포를 불러 모아 우리 몸의 방어망을 조율합니다. 이 모든 과정에 효소는 필수적입니다. 아밀라아제, 단백질 분해 효소, 지방 분해 효소 등 8가지 이상의 효소가 백혈구 안에 존재하며, 세포 기능과 면역반응을 최적화합니다. 여성의 경우, 효소와 함께 혈액이 정화되면서 호르몬 균형이 잡히고, 월경전증후군 증상 완화에도 도움을 줍니다.

반대로 효소가 부족하면 백혈구는 제대로 역할 하지 못하게 됩니다. 그 결과 염증과 만성질환이 생기기 쉬우며 피부염, 건선, 가려움증 같은 피부 질환뿐 아니라 간경변, 담낭염 등 주요 장기 질환이 생길 가능성도 높아집니다.

효소가 풍부한 아침 과일 식사로 하루를 시작해 보십시오. 면역력이 강화되어 온몸 건강에 큰 도움이 됩니다.

엄마들의 걱정은 No! 키가 크는 아이들의 비법

아이들이 아침으로 과일만 먹는다면 영양이 부족하지 않을까 걱정하는 엄마들이 많습니다. 그렇지 않습니다. 오히려 아침 과일 식사는 어린이의 소화기와 면역 기능을 활성화하고, 선천적으로 약한 장기를 타고났어도 튼튼해지도록 돕습니다. 감기나 중이염을 달고 사는 아이들은 키가 잘 자라지 않는다고 알려져 있습니다. 하지만 아침 과일을 꾸준히 먹은 아이들은 면역력이 높고 성장호르몬 분비가 원활해 키가 쑥쑥 자라는 사례가 많습니다.

엄마들은 영양이 부족할까 봐 계란 한 개, 토스트 한 조각을 더 추가하고 싶어 하지만, 사실 아이들에게 부족하기 쉬운 핵심 영양소는 밥과 빵, 고기가 아닙니다. 아침 과일에 풍부한 효소, 식물영양소, 비타민과 미네랄, 식이섬유가 바로 아이들이 성장하고 건강하게 발달하는 데 필요한 필수 영양소입니다.

특히 모유에 든 단백질이 총에너지원의 5~7% 정도였음을 떠올리면, 갓난아이일 때보다 더 많은 단백질을 챙겨 먹일 필요가 없습니다. 과일에는 성장과 면역, 장 건강에 필요한 모든 필수 요소가 균형 있게 들어 있어, 아이들이 하루를 활기차게 시작하도록 돕습니다. 아침 과일 한 끼가 아이들의 자연스러운 에너지 공급원이 되어 집중력과 학습 능력 향상, 체력 증진에도 긍정적인 영향을 줍니다.

 아침과일습관 살찌지 않는 체질로 바꾸는 평생 건강 솔루션

공복에 먹으면 안 된다는 바나나의 비밀

아침 과일의 매력이 이렇게나 많은데도 잘못된 건강 정보로 과일은 종종 오해를 받습니다. 공복에 바나나, 토마토, 고구마를 먹지 말라는 이야기가 대표적이죠. 공복에 라면이나 햄 같은 가공식품을 피하라는 조언은 거의 없는데, 과일만 유달리 지적을 받습니다. 과일이 안 된다면, 그럼 공복에 무엇을 먹어야 할까요? 과연 공복에 바나나를 먹는 것이 라면을 먹는 것보다 더 해로울까요?

바나나를 주식으로 삼는 원숭이, 고릴라, 침팬지 같은 유인원들은 소화기관이 사람과 매우 비슷합니다. 모든 식사를 과일과 채소로 하면서 에너지를 얻고 근육을 만들지만, 비만이나 당뇨 같은 질환이 없습니다.

아침에 과일 먹는 것을 조심하라는 정보는 아침에 과일을 먹었는데 위산이 많이 나와 속이 쓰렸던 경험이 있는 사람에게서 시작된 것으로 보입니다. 실제로 산도가 높은 과일 때문에 위산이 과다 분비된다면 산도가 낮은 과일로 식사를 시작하면 되고, 속쓰림이 없는 사람은 저녁에 사과를 먹어도 문제없습니다. 바나나는 칼륨 함량이 높으니 신장질환이 있는 사람만 주의하면 되며, 건강하다면 언제든지 공복에 먹어도 됩니다.

아침 과일은 단순히 안전한 선택인 정도가 아니라 하루를 건강하게 시작하는 최고의 자연식입니다. 빵이나 시리얼보다 영양이 풍부하고, 효소가 살아 있어 위장과 간을 깨우며, 신진대사를 활발하게 합니다.

하루를 아침 과일로 시작하면 체지방은 2~5kg 줄어들고, 근육과 체수분은 유지되어 가장 건강한 다이어트가 됩니다. 가공식과 가열식으로 지친 몸에도 살아 있는 효소가 공급되어 피로 회복이 매우 빠릅니다. 면역력을 높이고 체질을 개선하며 건강한 삶의 첫걸음이 됩니다.

아침과일습관 성공공식

1. '아침은 왕처럼 저녁은 거지처럼 먹어라.'

왕처럼 먹으려면 아침 과일을 드세요. 인체 리듬에 맞는 최고의 음식입니다. 아침 과일은 하루를 위한 활력을 불어넣어 줍니다.

2. 아침 과일로 면역력을 키우자!

아침 과일을 꾸준히 섭취하면 체내 효소가 풍부해지고 혈액은 맑아져 면역력이 자연스럽게 강화됩니다.

3. 아이들에게도 아침 과일을 먹게 하자!

아침 과일은 어린이의 소화기와 면역 기능을 활성화하고, 성장호르몬을 원활하게 분비하게 해 키가 쑥쑥 자라게도 합니다.

 아침과일습관 살찌지 않는 체질로 바꾸는 평생 건강 솔루션

프루테리언과 혈당 관리

프루테리언(Fruitarian)은 식단 대부분을 과일로 구성하는 사람을 말합니다. 과일 식단은 비타민, 미네랄, 항산화 성분이 풍부한 식단인데, 과일의 당분이 혈당을 높이는 데 영향을 미치지 않을까 우려도 큽니다. 특히 장기적인 혈당 조절 상태를 보여주는 당화혈색소(HbA1c)에 관심이 집중됩니다.

과일에는 포도당, 과당, 자당 같은 단순당이 들어 있습니다. 과당은 간에서 대사되기 때문에 직접 혈당을 급격히 올리지 않지만, 섭취량이 많다면 당연히 당화혈색소 수치에도 영향을 미칠 수 있습니다. 그러나 과일은 정제당과 달리 수용성 식이섬유가 풍부하게 들어 있어 당 흡수를 늦추기 때문에 혈당 스파이크 같은 모양보다는 완만한 상승 곡선을 만듭니다. 이 점에서 과일은 설탕이나 가공 음료와는 전혀 다른 대사적 특징이 있습니다.

실제 연구에서도 과일 섭취량이 많아도 전체 식단이 저지방·고섬유소 중심이라면 당화혈색소 수치가 크게 높지 않았다는 보고가 있습니다. 반대로 단백질과 지방을 거의 섭취하지 않고 과일만 지나치게 먹었을 때 인슐린 조절이 어려워져 혈당 관리에 부담이 될 수 있음이 확인되었습니다. 따라서 프루테리언이라고 해서 당화혈색소가 반드시 높아지는 것은 아닙니다.

과일을 주식으로 먹는 유인원들의 당화혈색소는 사람보다 낮습니다. 사람의 당화혈색소가 보통 5.0~5.7%인데, 유인원은 3.2~4.5% 정도입니다. 이는 유인원이 먹는 자연 상태의 과일이 사람이 재배한 과일보다 당도가 훨씬 낮고, 하루 대부분을 활발히 움직이며 섭취한 당을 빠르게 소비하기 때문입니다. 또한 유인원은 인슐린 감수성이 높고 스트레스 호르몬 분비가 적어 혈당 조절 능력이 더욱 뛰어납니다.

혈당이 걱정된다면, 건조 과일이나 주스처럼 당이 농축된 형태를 피하고 자연 그대로의 신선한 과일과 함께 단백질과 건강한 지방을 드십시오. 그러면 당화혈색소는 안정적으로 유지될 것입니다.

사과, 왜 꼭 먹어야 하나?

아침의 작은 기적

배고프고 맛없는 다이어트는 오래 계속할 수 없습니다. 하지만 아침에 먹는 사과는 포만감을 주면서도 맛있어 하루를 즐겁게 시작하게 해줍니다.

'하루 한 알의 사과라면 의사가 필요 없다.'

이 말처럼 사과의 효능은 널리 알려졌지만, 그 가치를 온전히 이해하는 사람은 별로 없습니다. 실제로 사과의 힘을 경험한 사람들은 자연스럽게 아침 사과 습관이 운동보다 더 빠르고 쉬우며 확실한 변화를 불러온다는 것을 잘 알고 있습니다.

사과의 약 86%는 수분이지만, 당분과 유기산, 펙틴 같은 식이섬유, 아미노산과 향기 성분이 풍부합니다. 특히 껍질에 풍부한 항산화 성분(플라보노이드)인 퀘세틴(quercetin)은 심장질환과 알레르기 예방에 도움을 주고 면역력을 높여 감기에도 강하게 만듭니다. 사과 껍질에서 발견된 피세틴(fisetin) 역시 노화를 늦추고 동맥경화, 당뇨, 고혈압 예방에 좋습니다. 작은 사과 한 알이 사실상 고가의 항암제 못지않은 힘을 지닌 셈입니다.

장과 혈당, 건강까지 책임지는 아침 사과

사과는 장 건강에도 탁월한 효과가 있습니다. 오랜 기간 변비로 고생하던 사람들도 며칠만 아침에 사과를 먹으면 금세 변화를 경험합니다. 펙틴은 수용성 식이섬유로, 장에서 수분을 머금어 변을 부드럽게 하고 배변을 원활하게 돕습니다. 또한 유해균 증식을 막아 장을 안정시키고, 장과 간에서 지방산 합성을 억제해 콜레스테롤이 혈관에 쌓이지 않도록 돕습니다. 고기나 튀김을 먹기 전에 사과 한 알을 먹으면 든든한 '자연의 보약'이 됩니다.

사과는 당뇨 환자가 먹어도 비교적 안전합니다. 혈당지수(GI) 38, 혈당부하지수(GL) 6으로 혈당을 급격히 올리지 않으며, 당분 대부분이 과당과 약간의 포도당과 자당으로 이루어져 인슐린 부담이 적습니다. 아침 사과를 꾸준히 먹으며 혈당이 안정된 사례도 많습니다.

아침 사과를 먹을 땐 잘 씻어서 껍질째 드십시오. 사과를 갈아서 섬유질을 제거한 착즙으로 마시는 것은 좋지 않습니다. 섬유질과 항산화 성분이 대부분 사라지고 당분만 농축되기 때문입니다. 사과를 껍질째 씹어먹을 때 건강에 좋은 영양소를 그대로 섭취할 수 있으며, 입속에 퍼지는 신선한 단맛과 신맛, 향은 주스로는 도저히 낼 수 없는 맛과 향입니다.

그렇다고 모든 사람에게 사과가 잘 맞는 것은 아닙니다. 몸 상태에 따라 다를 수 있지요. 위산이 많이 나오거나 과민성장증후군으로 장이 예민한 사람은 사과의 산 때문에 속쓰림이나 설사가 있을 수 있습니다. 아침 과일로 사과가 잘 맞지 않는다면, 신맛이 적은 과일인 블루베리, 바나나, 방울토마토로 시작하면 됩니다. 위와 장 환경이 개선되면 아침 사과를 즐길 수 있으니, 내 몸의 신호를 잘 듣고 식습관을 조율하는 일이 중요합니다.

'과일은 최고의 요리이자 최상의 과학이다.'

이 말이 가장 잘 어울리는 과일은 바로 사과입니다. 복잡한 식단이나 비싼 프로그램보다 아침 사과 한 알로 다이어트를 시작해 보세요. 작은 습관 하나가 체지방을 줄이고 활력을 되찾으며 식사의 즐거움까지 되살려줍니다.

과일의 당분 구성

구성성분	함량(%)
과당(fructose)	약 55~65%
포도당(glucose)	약 20~25%
자당(sucrose)	약 10~15%
기타(말토스(maltose), 올리고당(oligosaccharide) 등)	5% 내외

사과(부사) 100g 영양소 함량

성분	함량
칼로리	56kcal
수분	85.2g
탄수화물	13.5g
단백질	0.2g
지방	0.7g
당분	11.1g
식이섬유	2.7g
칼륨	107mg
인	11mg
칼슘	4mg
마그네슘	3mg
비타민 C	3mg

식품의약품안전처, 2019

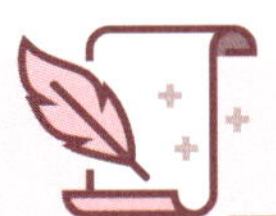

아침과일습관 성공공식

1. 맛있고 배부른 사과 다이어트를 하자!

아침 사과 한 알이면 맛도 있고 배도 부릅니다. 게다가 당분과 유기산, 펙틴 같은 식이섬유, 아미노산과 향기 성분이 풍부합니다.

2. 가치 있는 아침 식사를 하자!

'하루 한 알의 사과라면 의사가 필요 없다'는 말처럼, 사과는 장 건강과 혈당 관리, 항노화 작용까지 하는 자연의 보약입니다.

3. 사과는 껍질째 먹자!

사과는 잘 씻어서 껍질째 드십시오. 섬유질과 항산화 성분이 그대로 몸에 들어옵니다.

해독과 에너지를 책임지는 포도

수만 년 동안 인류와 함께한 자연의 선물

포도는 여름철 반드시 챙겨 먹어야 할 과일입니다. 수만 년 전부터 인류와 운명을 함께해 온 포도는 약 3,000종의 다양한 품종이 있으며, 지금도 개량된 품종이 새로이 나타나기도 합니다.

달콤함과 신맛이 어우러진 포도는 단순히 맛있는 과일 정도가 아닙니다. 중국의 고전 의서 《신농본초경》에는 포도에 관해 이렇게 쓰여 있습니다. 기력이 떨어진 사람이 포도를 장기간 먹으면 몸이 가벼워지고 수명이 길어진다고요. 해독력이 뛰어나고 지방 분해를 촉진하는 포도는 사실상 '장수식품'이라고 할 수 있습니다.

포도에는 항산화 영양소가 풍부합니다. 비타민 C, 비타민 $B_1 \cdot B_2$, 칼륨, 칼슘, 철분, 인까지 다량 함유되어 있습니다. 달콤한데도 혈당지수는 46으로 현미보다 낮고, 혈당부하지수는 8에 불과합니

 아침과일습관 살찌지 않는 체질로 바꾸는 평생 건강 솔루션

다. 포도 500g은 250kcal로, 당분의 양은 밥 130g과 비슷합니다. 매일 포도 500g을 8주간 먹은 사람들의 콜레스테롤 수치가 줄었다는 연구 결과가 있으며, 보라색 포도가 청포도보다 폴리페놀이 6배 많아 더 큰 효과가 있었습니다.

포도의 항산화 성분, 특히 레스베라트롤은 이른바 '프렌치 패러독스(French paradox)'의 비밀 성분입니다. 고지방 식사를 하는 프랑스인의 건강을 지켜주는 것이 바로 와인의 레스베라트롤입니다. 이 성분은 혈관과 심장을 보호하고 지방 산화를 억제합니다. 심혈관질환, 고혈압, 당뇨, 비만, 암 예방을 도우며, 꾸준히 섭취하면 혈관과 심장을 젊게 유지할 수 있습니다.

포도는 껍질, 속살, 씨 추출물까지 버릴 것이 없습니다. 포도씨 추출물은 지방 축적을 막고 인슐린 저항성을 개선하며 장내 유익균을 늘려 비만 예방을 돕고, 미세혈관을 강화해 당뇨망막변성 예방에도 효과가 있습니다.

지방간도 회복시키는 강력한 해독력

포도의 또 다른 매력은 해독력입니다. 항산화 성분이 풍부한 포도는 강력한 해독력이 있으며 비타민 C보다 50배, 비타민 E보다는 1,000배 강력합니다. 동물실험에서 포도의 항산화 성분은 지방과 간 조직에 긍정적인 영향을 보여주었습니다. 비알코올성 지방간을 일으킨 토끼의 지방간 예방과 회복에 도움을 주었습니다.

고지방·과당 식이를 한 쥐에게 포도 찌꺼기를 먹이자 지방 감소와 간 손상 회복, 염증 개선과 인슐린 민감도 회복 효과가 나타났습니다.

포도를 먹는 가장 좋은 방법은 일부만 먹거나 추출물이 아니라 전체를 먹는 것입니다. 2~3일 정도 포도를 배가 부르도록 먹으면 몸속 해독 효과를 충분히 느낄 수 있습니다.

한여름 더위로 입맛이 없거나 장시간 집중해야 하는 상황에서도 포도 식사를 하면 에너지가 충분히 공급됩니다. 뱃살과 허릿살이 운동 없이도 줄어드는 경험을 할 수 있습니다. 소화효소를 크게 쓰지 않아도 되므로 몸은 불필요한 일을 줄이고, 지방 대사와 노폐물 배출을 촉진합니다. 포도 식사는 피부를 맑게 하고 체력을 높이며, 장시간 집중이 필요한 공부나 업무에도 적합합니다.

그리스 철학자 에피쿠로스는 몸과 마음의 고통 없는 평온한 상태를 중요하게 여긴 쾌락주의자입니다. 그는 현명한 사람은 많은 양의 음식이 아니라 맛있는 음식을 선택한다며, 음식의 양보다는 질을 중요하게 여겼습니다. 포도는 맛과 질 모든 면에서 자연이 인간에게 선물한 최상의 음식이지 않을까요?

하루나 이틀, 포도로 식사를 대체해 보십시오. 포도의 풍부한 맛과 에너지가 몸과 마음을 풍요롭게 할 것입니다. 포도 식사는 맛있고 배부른 다이어트로 먹는 즐거움뿐 아니라 체지방 감량과 건강까지 한 번에 챙길 수 있습니다.

포도(캠벨) 100g 영양소 함량

성분	함량
칼로리	51kcal
수분	83g
탄수화물	13.5g
단백질	0.71g
지방	0.05
당분	9.1g
식이섬유	2.7g
칼륨	235mg
인	18mg
칼슘	5mg
요오드	3.9ug
비타민 E	0.9mg
베타카로틴	72ug
비타민 K	39.2ug

식품의약품안전처, 2019

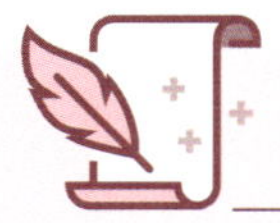

아침과일습관 성공공식

1. 포도 반드시 챙겨 먹자!

포도의 레스베라트롤은 비타민 E보다 1,000배 강한 항산화 효과가 있으며, 혈당지수 46으로 현미보다 더 낮은 자연당입니다.

2. 포도의 껍질, 속살, 씨까지 모두 먹자!

포도씨 추출물은 인슐린 저항성을 개선하고 장내 유익균을 늘려 비만을 예방하고, 당뇨망막변성 예방 효과도 있습니다.

3. 2~3일 포도만 먹는 포도 식사를 해보자!

사흘 정도 포도 식사로 해독과 지방 분해 효과를 체감할 수 있습니다.

토마토, 과일일까 채소일까

'토마토가 있는 집에는 위장병이 없다.'

'토마토가 빨갛게 익으면 의사들 얼굴이 파랗게 질린다.'

유럽 속담입니다. 토마토는 불과 약 200년 전만 해도 독이 있는 식물로 여겨졌지만, 오늘날에는 슈퍼푸드로 불립니다. 세계암연구재단은 토마토가 강력한 항산화 작용으로 암, 고혈압, 비만 등 생활습관병 예방에 도움을 준다고 밝혔습니다. 〈뉴욕타임스〉에서 선정한 세계 10대 건강식품 중 하나로, 생명을 살리는 열매로 평가됩니다.

토마토의 건강 비밀, 리코펜

토마토의 건강 비밀은 리코펜(lycopene) 성분입니다. 리코펜은 카로티노이드(carotenoid) 계열의 식물영양소로 수박, 자몽 같은 빨간

　　아침과일습관　살찌지 않는 체질로 바꾸는 평생 건강 솔루션

색 과일과 채소에 들어 있습니다. 리코펜은 위와 간 건강을 돕고 혈관과 심장을 보호하며 노화와 암 예방에 효과적입니다. 남성의 전립선 건강과 여성의 유방암, 대장암 예방에도 효과가 있습니다. 연구에 따르면 토마토를 일주일에 10번 이상 먹은 남성은 전립선암의 위험이 35% 줄었습니다.

리코펜의 장점은 이뿐만이 아닙니다. 리코펜은 뼈를 튼튼하게 해줍니다. 오래된 뼈세포가 사라지고 새로운 뼈세포가 만들어지는 과정은 단순한 칼슘 섭취만으로는 이루어지지 않습니다. 균형 잡힌 신진대사가 필수입니다. 뼈 형성 과정에는 부갑상선 호르몬과 다양한 세포가 분비하는 사이토카인 등이 관여합니다.

뼈를 튼튼히 하기 위해 우유나 칼슘제에 의지했다면 아마도 큰 효과를 보지 못했을 것입니다. 오래된 뼈세포가 사라지고 새로운 뼈세포가 만들어지는 과정은 단순히 혈중 칼슘 농도를 올린다고 되는 것이 아니기 때문입니다. 몸속 뼈세포가 건강해지는 것을 직접 확인하기는 어렵지만, 잘 부서지던 손톱이 단단하게 자란다면 좋아지고 있다고 짐작할 수 있습니다.

또한 리코펜은 산화된 세포막의 지질을 복구하여 세포의 신호 전달을 원활하게 해줍니다. 튀김이나 과자, 도넛 등을 하루에 하나 이상 먹었다면 세포막의 지질이 산화되기 쉽습니다. 그러면 세포의 신호 전달과 영양소 이동이 잘되지 않아 혈관이 딱딱해지고 좁아지면서 몸속 여기저기에 문제를 일으킬 수 있습니다. 토마토의 리코펜은 이런 현상을 예방해 줍니다.

토마토는 스트레스 완화에도 도움이 됩니다. 토마토에 든 풍부한 비타민 B군과 비타민 C가 스트레스 호르몬 조절에 도움을 줍니다. 스트레스가 많은 사람일수록 더 많은 비타민 C가 필요합니다. 스트레스를 받으면 몸은 충격을 받아 스트레스에 대항하는 호르몬을 만드는데, 이때 비타민 C가 이 호르몬의 원료가 됩니다. 평소 스트레스를 많이 받는다면 토마토와 비타민 C가 풍부한 과일을 섭취하는 것이 좋습니다.

토마토를 먹을 때 주의할 점은 식전 섭취와 식후 섭취를 구분하는 것입니다. 토마토의 품종은 다양하여 짭짤한 맛, 달콤한 맛, 달지 않은 맛으로 나눌 수 있습니다. 단맛이 강한 토마토는 과일처럼 반드시 식전에만 먹습니다. 단맛이 약하다면 채소처럼 식후에 먹어도 괜찮습니다. 방울토마토는 강력한 항산화 물질인 카로틴(carotene) 함량이 일반 토마토보다 18배나 높아 간식으로 자주 먹어도 좋습니다.

감칠맛까지 잡는 맛있는 다이어트

토마토의 색다른 매력은 다이어트의 본능인 입맛을 만족시켜준다는 점입니다. 토마토의 글루탐산은 감칠맛의 원료로, 신맛과 어우러진 감칠맛은 토마토소스나 케첩 등의 방식으로 다양한 음식에 곁들여지지요. 토마토를 기름에 살짝 볶아먹거나 으깨어 소스로 만들어 먹으면 훌륭한 감칠맛과 함께 지용성 영양소인 리코

    아침과일습관 살찌지 않는 체질로 바꾸는 평생 건강 솔루션

펜도 잘 흡수됩니다.

효소와 비타민, 미네랄이 보충되지 않는 다이어트를 계속하면 몸이 상합니다. 체중만 줄이기 위한 잘못된 다이어트는 몸속 수분과 근육을 잃게 하고 뼈가 약해지기도 합니다. 아침 과일 식사는 체중이 줄면서도 건강도 얻는 쉬운 다이어트로, 과일과 채소의 영양소를 통째로 얻으면서 불필요한 체지방과 독소를 없앨 수 있습니다.

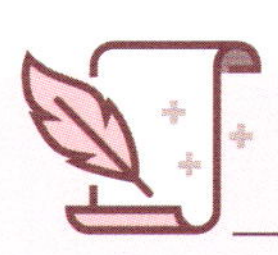

아침과일습관 성공공식

1. 다이어트엔 무조건 토마토!

'수퍼푸드' '생명을 살리는 열매'로 불리는 토마토의 리코펜은

세포막의 산화를 막아 지방 대사에도 효과적입니다.

2. 뼈를 튼튼하게 하려면 토마토!

리코펜은 신진대사의 균형을 잡아 뼈를 건강하게 하고, 전해질

균형을 도와 부기를 빼는 데도 도움이 됩니다.

3. 스트레스를 완화하고 싶다면 토마토!

토마토에 든 풍부한 비타민 B군과 비타민 C가 스트레스 호르몬

조절에 도움을 줍니다.

토마토 100g 영양소 함량

성분	함량
칼로리	25kcal
수분	92.3g
탄수화물	6g
단백질	1g(글루탐산 439mg)
지방	0.1g
식이섬유	2.1g
칼륨	210mg
마그네슘	12mg
칼슘	10mg
비타민 C	11mg
철	0.3mg
베타카로틴	714ug
엽산	22ug

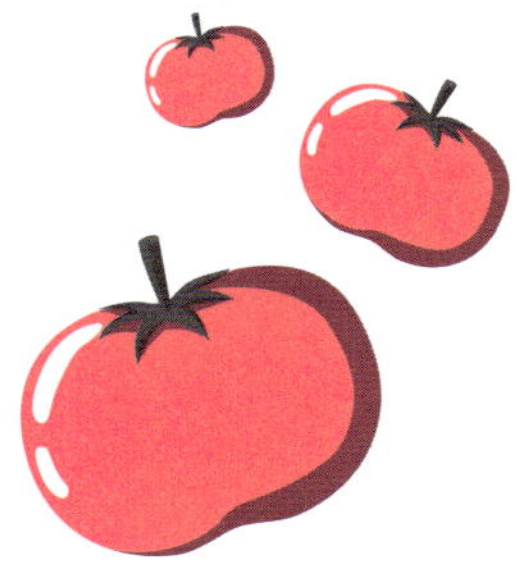

다양한 토마토 활용법

 강력한 항산화 열매인 토마토에는 리코펜이 풍부합니다. 리코펜의 항산화 작용은 피부 건강, 심혈관질환 예방, 노화 방지에 도움을 줍니다. 레드자몽, 수박, 아세롤라 체리, 딸기, 라즈베리, 석류, 사과, 구아버, 적무 등 다양한 빨간색 과일과 채소에는 리코펜과 플라보노이드가 풍부합니다.

토마토소스

재료

토마토 3개(450g), 양파 1/2개, 다진 마늘, 올리브오일, 소금, 후추

만드는 법

1. 토마토와 양파를 잘게 다진다.

2. 올리브오일을 두른 팬에 다진 마늘을 볶는다.

3. 다진 마늘을 볶은 팬에 토마토와 양파를 넣고 약한 불에서 물기가 줄어 걸쭉해질 때까지 끓인다.

4. 소금과 후추로 맛을 조절한다.

* 토마토소스는 3~4일 냉장 보관 가능합니다.

* 토마토는 올리브오일과 함께 조리하면 지용성 리코펜 흡수율이 높아집니다.

토마토샐러드

토마토를 중심으로 다양한 재료를 섞습니다.

샐러드에 약간의 지방 성분(올리브오일, 견과류)을 더하면 리코펜과 비타민 흡수에 좋습니다.

신선한 토마토라면 껍질째 먹는 것이 좋습니다. 껍질과 씨에 항산화 물질이 집중되어 있습니다.

- 토마토연어샐러드: 토마토, 연어, 케일, 올리브오일, 레몬즙
- 토마토브로콜리아몬드샐러드: 토마토, 삶은 브로콜리, 아몬드 슬라이스, 올리브오일, 발사믹식초
- 아보카도토마토오이샐러드: 토마토, 아보카도, 오이, 허브, 올리브오일

토마토꼬치구이

재료

방울토마토, 파프리카, 삶은 메추리알, 올리브오일, 소금, 후추

만드는 법

1. 방울토마토와 파프리카, 삶은 메추리알을 꼬치에 꽂는다.

2. 올리브오일을 살짝 바르고 소금과 후추로 간한다.

3. 오븐이나 그릴에서 5~7분 정도 구워 겉이 살짝 노릇하게 익힌다.

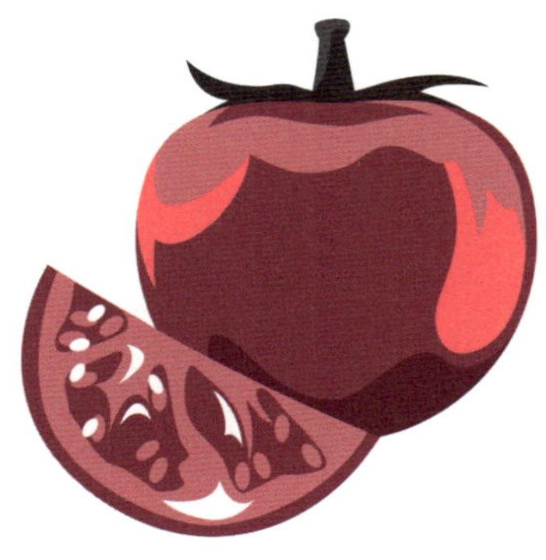

 아침과일습관 살찌지 않는 체질로 바꾸는 평생 건강 솔루션

아침 과일과 한식 다이어트

세계가 주목한 식물성 중심 식사

한 달 정도 아침 과일 한식 다이어트를 한 사람 대부분은 허리둘레가 2~4인치 줄어듭니다. 이는 단순한 체중 감소가 아니라 몸속 대사 환경이 바뀌기 시작했다는 신호입니다. 과일과 채소, 콩류, 견과류, 통곡식을 중심으로 한 식물성 식사는 칼로리를 억지로 제한하지 않아도 혈당의 급격한 변동을 줄이고 염증과 인슐린 부담을 낮춥니다. 그 결과 몸은 에너지를 저장하는 상태에서 회복하는 방향으로 서서히 전환됩니다.

이러한 변화는 개인의 경험에 그치지 않습니다. 2026년 초에 미국 정부는 《미국인을 위한 식생활 지침》을 발표하면서 정제 탄수화물과 첨가당을 줄이고, 초가공식품 대신 자연에 가까운 진짜 음식(Real Food)을 선택하라고 권고합니다. 특히 이번 지침에서는 단백질과 지방을 강조하며, 과일과 채소를 하루 전체에 걸쳐 반복적으로 섭취할 것을 강조합니다.

임상 현장에서도 같은 결론에 도달했습니다. 미국의 가정의학 전문의 조엘 펄먼(Joel Fuhrman) 박사는 영양 밀도가 높은 식물성 식사는 체중 감소뿐만 아니라 고혈압과 당뇨병, 심혈관질환을 근본적으로 개선한다고 설명합니다. 그의 핵심 메시지는 비타민과 미네랄, 피토케미컬이 풍부한 음식을 충분히 먹어 몸의 신진대사를 회복하는 데 있습니다.

하버드의대 연구진도 과일, 채소, 통곡물, 콩류, 견과류 위주 식단이 심장병과 특정 암의 위험을 크게 낮춘다고 밝혔습니다. 세계보건기구는 식물성 식단이 조기 사망을 막고 환경 지속가능성까지 지킨다며 적극 권장하고 있습니다.

올림픽 금메달리스트 칼 루이스(Carl Lewis)와 세계 레슬링 챔피언 크리스 캠벨(Chris Campbell)은 저지방 식물성 식단으로 운동 능력을 한 단계 끌어올렸고, 아널드 슈워제네거(Arnold Schwarzenegger) 역시 육류 섭취를 주 1~2회로 제한한 뒤 체중 관리와 심혈관 건강, 회복력이 눈에 띄게 좋아졌다고 말합니다.

세계의 장수마을로 알려진 블루존 연구 역시 같은 메시지를 전합니다. 오키나와, 이카리아, 사르데냐, 니코야, 로마린다, 싱가포르의 백 세 노인은 특별한 건강식을 먹지 않았습니다. 채소와 과일, 콩류, 통곡물, 견과류로 이루어진 소박한 식사를 오랫동안 이어왔을 뿐입니다.

　　　아침과일습관 살찌지 않는 체질로 바꾸는 평생 건강 솔루션

다섯 가지 맛을 충족하는 한식 다이어트

아침 과일 한식 다이어트는 밥을 좋아하는 사람을 위한 맞춤형 식단입니다. 아침 과일 500g과 점심·저녁 식사 전 과일 100~150g, 점심과 저녁의 제철 채소와 나물, 해조류, 발효음식이 중심인 식단입니다. 과일이 포만감을 주어 과식을 자연스럽게 막고, 과일 효소는 소화효소 낭비를 줄여 신진대사를 활발하게 만듭니다.

한식의 진짜 매력은 인간이 본능적으로 느끼는 다섯 가지 맛(단맛, 짠맛, 신맛, 쓴맛, 감칠맛)을 골고루 만족시키는 데 있습니다.

단맛은 우리 몸에 가장 필요한 에너지원이라 본능적으로 찾게 됩니다. 과일, 통곡물, 채소, 해조류로 단맛이 충족되면 달콤한 디저트나 음료에 대한 갈망이 자연히 사라집니다.

신맛은 비장, 위장, 간을 튼튼하게 합니다. 식초를 조금 넣은 나물무침이나 레몬·귤을 곁들인 샐러드, 발효 김치는 피곤한 몸을 빠르게 회복하도록 도와줍니다.

짠맛은 전해질 균형과 신장 기능에 꼭 필요합니다. 지나치게 짜게 먹지 않도록 주의하면서 천연발효간장, 된장, 소금으로 적당히 조절하여 먹습니다.

쓴맛은 위 건강과 소화를 돕습니다. 상추, 시금치, 쌈채소, 케일 등 쓴맛이 나는 나물류를 적절히 드십시오.

감칠맛은 스트레스를 풀고 기분을 전환하는 데 도움이 됩니다. 토마토나 해산물에 고추, 생강, 후추 등을 적절히 활용하면 감칠맛

풍미가 더욱 좋아져 지속적인 다이어트에 도움이 됩니다.

양념이 진한 한식보다는 단순한 사찰음식

이른바 '밥도둑'이라는 반찬들처럼 양념이 진하고 자극적인 한식은 오히려 건강에 해롭습니다. 양념이 주인공이 아니라 제철 채소와 나물이 주인공인 식단이어야 합니다. 식전 과일을 먹으면 자연스럽게 쌈채소, 배춧잎, 오이, 피망 같은 싱싱한 채소에 끌리게 됩니다. 건강한 음식의 선순환이 시작됩니다.

사찰음식처럼 양념은 최소한으로 사용하여 재료 본연의 맛을 살리는 방법을 선택하는 것이 좋습니다. 양념은 본래 약념(藥念)에서 나온 말로, 약처럼 조금 사용하던 수준이었습니다. 소금을 기본으로 천연발효식초, 간장, 된장, 고추장, 다시맛가루, 들깻가루, 볶은 참깨, 표고버섯가루를 적절히 사용합니다.

지방을 건강하게 먹는 방법도 있습니다. 호박, 양파, 새송이버섯을 소금과 후추로 간해 코코넛오일, 올리브오일, 기버터로 볶아먹거나, 산패되지 않은 신선한 견과류를 그대로 먹는 것입니다.

잡곡밥과 쌈채소, 나물반찬, 해조류, 생선구이 위주로 구성한 한식 다이어트로 다섯 가지 맛을 모두 즐겨보세요. 구운 마, 연근, 콩나물, 양배추쌈, 쌈채소, 오이고추, 톳, 미역, 버섯류를 간단한 양념과 함께 먹습니다. 짠 국물 요리는 식욕을 자극할 수 있으니 주의하고, 가능하면 국물을 먼저 마시고 밥은 천천히 꼭꼭 씹어 드시

　아침과일습관　살찌지 않는 체질로 바꾸는 평생 건강 솔루션

는 것이 좋습니다.

신선한 자연의 음식은 약이 됩니다. 지나치게 달고 짜거나 조미료 범벅인 음식은 신선한 재료인지 아닌지 판단하는 것 자체가 어렵습니다.

즐겁게 지속하는 다이어트

다이어트는 건강한 음식으로 건강한 몸을 만드는 과정입니다. 몸이 원하는 맛과 음식으로 행복한 식단을 찾는 게 핵심입니다. 직장인이라면 일주일만이라도 건강 도시락을 준비해 입맛을 바꿔 보세요. 도시락이 부담스럽다면 식전 과일부터 시작해 보세요.

집밥을 먹을 땐 직접 재료를 골라 밥상을 차리는 습관을 들이는 것도 좋습니다. 휴일이나 주말에 건강한 한식 밥상을 차리는 취미도 권장하고 싶습니다. 장을 보고 밥상을 차리는 시간은 낭비가 아니라, 내가 먹는 음식의 소중함을 느끼고 삶을 풍요롭게 만드는 순간입니다. 사찰음식이나 건강 요리 프로그램을 참고해 보세요. 넷플릭스에서도 소개된 《소금·지방·산·열》은 간단한 재료로 누구나 맛있게 요리하게 도와줍니다.

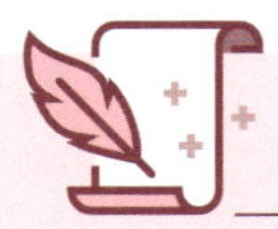

1. 아침 과일 한식 다이어트를 하자!

한 달 정도의 아침 과일 한식 다이어트는 허리둘레를 2~4인치 줄여

줍니다. 아침 과일과 점심·저녁 식전 과일로 효소를 공급하면 감량

효과가 빨라집니다.

2. '밥도둑' 반찬들은 이제 그만!

양념이 진하고 자극적인 한식은 건강에 해롭습니다. 양념이

주인공이 아니라 채소와 나물이 주인공인 건강한 음식을 드세요.

3. '영원한 고통' 대신 '즐거운 기다림' 다이어트로!

몸이 원하는 행복한 식단을 찾는 것이 다이어트의 핵심! 직접 재료를

골라 차린 건강한 밥상으로 내가 먹는 음식의 소중함을 느껴보세요.

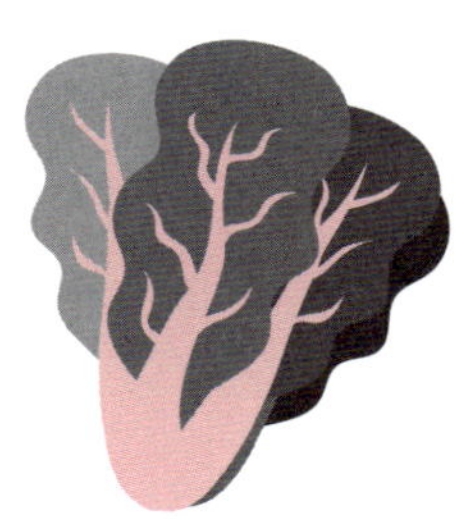

현미가 해롭다? 피트산에 대한 오해

현미밥을 꺼리는 이유 중 하나는 피트산(phytic acid) 때문입니다. 피트산은 씨앗이 스스로를 보호하기 위해 만든 성분으로, 칼슘·철분·아연과 결합해 영양소 흡수를 방해한다고 알려져 있습니다. 그래서 흔히 '항영양소'라고 불립니다.

그러나 너무 걱정할 필요가 없습니다. 압력밥솥으로 현미밥을 짓거나 발아 과정을 거친 발아현미로 밥을 하면 피트산이 쉽게 분해되어 영양소 흡수를 방해하기 어렵습니다. 최근 연구에서는 피트산이 항산화, 항암, 혈당 조절, 신장결석 예방과 같은 긍정적인 역할을 한다는 보고도 있습니다.

따라서 현미는 피해야 할 곡물이 아니라 올바르게 조리하여 먹으면 건강을 지켜주는 강력한 식품입니다.

100% 현미밥을 먹는 것이 어렵다면, 7~9분도 현미를 백미와 반반 섞어 먹거나 흑미·수수·조 같은 잡곡과 함께 먹는 것이 좋습니다. 이렇게 하면 소화 흡수도 한결 편해지고, 곡물 본연의 영양소도 고스란히 챙길 수 있습니다.

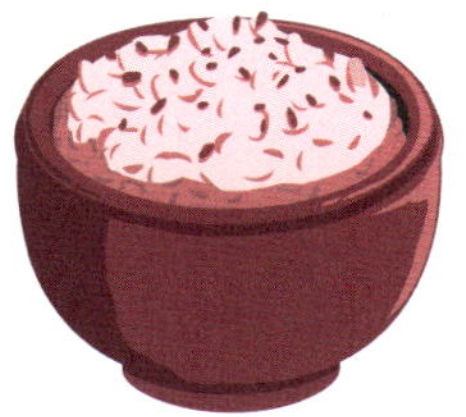

오래 사는 비밀, '덜 먹는 힘'

아침 과일과 간헐적 단식

2007년 하버드대 연구팀은 '덜 먹으면 오래 사는 분자 메커니즘'을 발표했습니다. 분자생물학자인 데이비드 싱클레어(David Sinclair) 박사는 장수 유전자로 불리는 시르투인(sirtuin) 효소가 공복 상태에서 증가하며, 에너지를 만드는 미토콘드리아의 활성을 높인다고 밝혔습니다. 시르투인은 노화를 늦추는 핵심 물질로 활발히 연구되고 있습니다.

이 연구는 우리에게 중요한 메시지를 전합니다. '무엇을 더 먹을까'가 아니라, '어떻게 덜 먹을까' 즉 '덜 먹는 것의 가치'를 생각해야 한다는 것입니다.

몸을 채우는 시간만큼이나 비우는 시간이 필요합니다. 동물은 배가 고플 때만 먹고 아프면 먹지 않는데, 소화와 대사에 쓰이는 에너지를 치료에 집중하기 때문입니다. 하지만 현대인은 식사 시간을 정해두고 그때가 되면 배고프지 않아도 먹고, 아플 때조차 억지로 먹습니다. 몸은 늘 과잉 영양 상태로 해독과 소화를 하느라 지쳐 있습니다. 배부르면 먹기를 멈추고 배고프면 먹는 동물의 본능이야말로 덜 먹는 힘이 부족한 현대인에게 꼭 필요한 지혜입니다.

덜 먹는 것의 가치를 실천하는 방법의 하나는 단식입니다. 단식이 건강에 이로운지 해로운지에 대한 논란은 여전하지만, 다양한 방식의 단식이 꾸준히 소개되고 있습니다. 그중에서 몇 해 전 방송을 통해 널리 알려진 간헐적 단식에 대해 살펴보겠습니다.

간헐적 단식의 두 가지 방식

간헐적 단식은 보통 두 가지 방식으로 할 수 있습니다. 하루 단위의 16:8 방식과 일주일 단위의 5:2 방식입니다.

16:8 방식은 하루 중 16시간 동안은 공복을 유지하고, 8시간 동안 음식을 섭취하는 방법입니다. 8시간 동안에는 '무엇이든 먹어도 된다'고 생각하는 사람이 많은데, 그것은 착각입니다. 건강을 위해서는 가공식품 대신 자연식 위주로 먹고, 매일 일정한 시간대에 먹는 것이 바람직합니다. 가공식품을 주로 먹는다면 그만큼 독소가 늘어납니다.

5:2 방식은 일주일 중 5일은 평소대로 먹고, 2일은 칼로리를 제

한하는 방법입니다. 2일 동안 남성은 600kcal, 여성은 500kcal 정도만 섭취합니다. 하루씩 따로 하거나 주말에 이틀을 몰아 해도 됩니다.

간헐적 단식은 어떤 방식으로 하든 소화기관이 쉴 수 있게 하여 체중감량과 나아가 건강에 도움이 됩니다. 하지만 공복 시간이 길어 견디기 어렵다는 점에서 많은 사람이 도전을 꺼리고 있습니다.

먹으면서 단식하는 법도 있다

음식을 먹으면서도 단식과 비슷한 효과를 낼 수 있는 방법도 있습니다. 단식 모방 식단(Fasting Mimicking Diet, FMD)입니다. 미국 USC의 발터 롱고(Valter Longo) 박사가 고안한 방법으로, 5일간 하루 800~1,100kcal를 섭취하는 프로그램입니다.

식단은 채소·견과류·건강한 지방·통곡물 중심으로 구성되며, 단백질과 정제당은 제한합니다. 하루 섭취 음식물량은 아보카도 1개, 야채 수프(양배추·브로콜리·토마토), 호두·아몬드 한 줌(20~25g), 퀴노아 소량(1/3컵), 샐러드, 올리브유 3큰술 정도입니다. 짧지만 강력한 이 5일 프로그램은 세포 재생과 자가포식 작용을 촉진하고, 복부 지방과 인슐린 저항성을 개선합니다. 단, 칼로리 부족 우려가 있어 한 달에 5일 이상은 권하지 않고, 1년에 3~5회 정도 주기적으로 실천하는 것이 좋습니다.

　　　　아침과일습관 살찌지 않는 체질로 바꾸는 평생 건강 솔루션

단식이 선물하는 몸의 재구성

단식의 가장 큰 장점은 몸이 새롭게 구성된다는 점입니다. 낡은 세포가 사라지고 새로운 세포가 태어납니다. 불필요한 세포와 지방이 소모되어 다이어트 효과가 나타납니다. 지친 위장은 회복의 기회를 얻습니다. 단식 중 때로는 입냄새, 설태, 속쓰림 등 불편한 증상이 생기기도 하지만, 이는 세포가 새롭게 교체되는 과정으로 볼 수 있습니다.

단식하게 되면 우선 피부가 맑아지고 배가 고픈데도 몸에 힘이 넘치는 기분이 듭니다. 간도 해독 부담에서 벗어나 제 기능을 하게 됩니다. 간이 약했던 사람이라면 그동안 나타났던 다양한 증상이 사라질 수 있습니다. 만성 피로, 불면증, 복부 팽만감, 눈의 침침함, 피부의 칙칙함, 손발 저림 같은 증상들이 점점 사라집니다. 식곤증이 없어지고 눈이 맑아집니다. 혈액 상태와 간 기능이 좋아진 결과입니다.

하지만 단식은 양날의 칼과 같습니다. 잘하면 약이 되지만 잘못하면 해가 됩니다. 특히 단식 후 회복식을 잘못하면 오히려 몸에 무리가 올 수 있습니다. 그래서 완전 단식보다는 단식 효과를 내는 식사법이 더 현실적입니다.

단식 효과를 내는 대표적인 방법은 아침 과일 식사입니다. 저녁 8시부터 다음 날 정오까지 공복 시간을 이어가고, 아침에 과일만 먹는 방식입니다. 과일은 소화 부담이 적어 몸이 충분한 휴식을 누리게 되어 단식 효과를 얻을 수 있습니다.

하루 종일 과일 식사만 하는 '원데이 클렌즈(1day cleanse)'도 큰 효과가 있습니다. 노폐물이 없고 영양이 가득한 과일 식사는 3일 정도로도 큰 변화를 느낄 수 있습니다. 주말을 활용해 한 번 시도해보길 권합니다. 위, 간, 췌장, 신장이 휴식하고, 심장과 뇌는 신선한 영양분을 공급받습니다.

아리스토텔레스, 소크라테스, 아인슈타인 같은 위대한 인물들은 과일을 즐겼습니다. 그들은 고기를 과식하게 되면 병이 생길 것을 예견하며, 과일·채소·견과류·통곡식 위주의 단순한 식사를 권했습니다.

아침 과일 식사는 단식을 대신할 수 있는 쉽고 자연스러운 방법입니다. 탐식에 길든 현대인의 삶에 건강한 자유를 선물하는 작은 시작입니다.

1주일 과일 클렌징 스케줄

	일	월	화	수	목	금	토
하루 단식	과일 1.5~2kg	아침 과일 500g					
이틀 단식	과일 1.5~2kg	아침 과일 500g					과일 1.5~2kg

 아침과일습관 살찌지 않는 체질로 바꾸는 평생 건강 솔루션

과일 무게 재기

	무게(g)	500g 수량
사과 소과	150	3개
사과 중과	250	2개
사과 대과	450	1개
복숭아	250	2개
오렌지 중	250	2개
토마토	250	2개
포도	500	1송이
바나나	150	3개

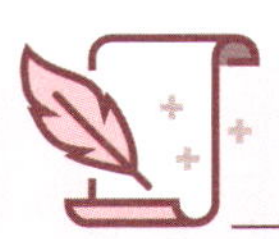

아침과일습관 성공공식

1. '어떻게 덜 먹을까'를 생각하자!

몸을 채우는 시간만큼이나 비우는 시간이 필요합니다. 단식은 장수 유전자를 활성화해 세포 노화를 늦추고 재생을 돕습니다.

2. 간헐적 단식을 해보자!

간헐적 단식은 소화기관을 쉬게 해 체중감량과 건강에 도움이 됩니다. 아침 과일 식사는 16시간 단식 효과가 있습니다.

3. 일주일에 하루는 과일 식사!

하루를 과일 식사만 하는 '원데이 클렌즈'도 큰 효과가 있습니다.

대사기관이 휴식하고 심장과 뇌는 신선한 영양분을 공급받습니다.

아침 과일과 케토제닉 다이어트

지방을 에너지원으로 만드는 식단

케토제닉 다이어트(Ketogenic diet)는 고지방·중단백·저탄수화물 식품으로 구성된 식단입니다. 지방은 70~80%, 단백질은 20~30%, 탄수화물은 5~10% 비율로 섭취합니다. 평소 인체는 포도당(탄수화물)을 주 에너지원으로 사용하지만, 탄수화물이 부족하면 지방을 분해해 '케톤체(ketone bodies)'라는 대체 연료를 만들어 씁니다. 케톤체에는 아세톤(acetone), β-하이드록시부티레이트(BHB), 아세토아세트산(acetoacetate)이 있습니다.

케토제닉 다이어트는 지방을 분해해 연료로 사용하는 과정을 적극적으로 활용해 혈당 상승을 억제하고, 인슐린 저항성과 염증을 완화하기 위한 식단입니다. 동시에 식욕 조절 호르몬인 렙틴의 민감도를 회복시켜, 자연스럽게 식욕을 조절하도록 돕습니다. 현

재 미국 당뇨병학회에서도 비만·당뇨 환자의 관리 식단으로 케토
제닉을 활용하고 있습니다.

뇌에서 시작된 식단

케토제닉 식단은 1920년대 뇌전증 치료를 위해 고안되었습니
다. 포도당 대신 케톤을 뇌의 에너지원으로 공급했을 때 발작 빈
도가 줄어드는 현상이 나타난 것입니다. 하지만 1930년대 항경련
제가 개발되면서 한동안 잊혔고, 비만과 대사질환이 폭발적으로
늘어난 현대에 다시 주목받게 되었습니다.

특히 미국에서 케토제닉 열풍이 불었던 이유는 20세기 중반을
지배했던 '저지방=건강'이라는 강력한 공식이 무너졌기 때문입니
다. 초고도비만의 주요 원인이 초과 당분과 육식 위주의 식습관
때문임이 밝혀진 것이죠. 체중이 180kg이었던 지미 무어(Jimmy
Moore)나 140kg이었던 데이브 아스프리(Dave Asprey) 등이 케토제닉
으로 건강을 회복하고 이를 책으로 써서 널리 알리면서 케토제닉
은 세계적으로 주목을 받게 되었습니다.

고기가 아니라 지방이 본질

케토제닉을 '고기를 마음껏 먹는 식단'으로 오해하는 사람도 많
습니다. 핵심은 '단백질을 마음껏 먹는 것'이 아니라 고지방·저탄

수화물 식사입니다. 단백질을 지나치게 섭취하면 노폐물이 늘어나 피로와 염증 물질이 많아질 수 있고 지방 연소를 방해합니다. 해산물이나 채소, 견과류 같은 채식 기반의 지방만으로도 몸은 충분히 케톤 대사를 유지할 수 있습니다.

《케토 다이어트》의 저자 리앤 보겔(Leanne Vogel)은 과일과 채소, 그리고 오메가3·6 같은 건강한 지방을 곁들인 팔레오 스타일(Paleo style)을 제안합니다. 팔레오 스타일은 구석기 시대 식사법을 현대적으로 해석한 것입니다. 가공식품이나 정제된 곡물을 피하고 채소, 과일, 견과류, 해산물, 고기 등을 자연 그대로의 방식으로 먹는 것입니다. 인류가 농경을 시작하기 이전에 먹던 방식에서 아이디어를 얻은 겁니다.

리앤 보겔이 강조한 팔레오 스타일의 케토는, 전통적인 고지방·저탄수화물 위주의 케토에 신선한 채소와 오메가3·6 같은 좋은 지방을 더해 균형을 맞춥니다. 그래서 '고기만 먹는 케토'라는 고정관념을 깨고 채소와 건강한 지방이 조화를 이루는 유연한 케토 식단을 구성합니다. 케토제닉의 핵심은 단순합니다. 탄수화물은 줄이고, 지방은 늘리는 것. 이 원리만 기억하면 됩니다.

몸이 원하는 기름: 좋은 지방 고르기

케토제닉에서 권장되는 지방은 크게 두 부류입니다.

- **포화지방:** 기버터(목초 사육소), 코코넛오일, MCT오일, 돼지·소·양 지방

 아침과일습관 살찌지 않는 체질로 바꾸는 평생 건강 솔루션

- **불포화지방산:** 오메가3가 풍부한 연어, 아보카도, 올리브오일, 견과류, 카카오버터

단, 동물성 지방은 항생제나 중금속의 축적 위험이 있습니다. 기버터나 연어 외에는 식물성 지방을 중심으로 구성하는 것이 안전합니다. 아보카도·연어·마카다미아만으로도 충분히 '지방 중심 식사'를 완성할 수 있으며, 포만감이 커서 위 크기를 줄이고 식사량도 줄여줍니다.

몸살처럼 오는 케토 플루

케토제닉을 시작하면 '케토 플루(keto flu)'라 불리는 적응 증상이 찾아올 수 있습니다. 입냄새, 브레인포그, 불면, 근육경련, 심지어 탈모까지 나타날 수 있습니다. 이는 포도당 대사에서 케톤 대사로 넘어가는 과정에서 흔히 겪는 일시적 불편입니다. 사람마다 몸에 쌓인 독소의 양이 달라 개인마다 다른 증상이 나타납니다. 독소가 많이 축적되어 있으면 케토 플루 현상이 더 심하게 오기도 합니다.

영양전문가들은 케토 플루 해결책으로 영양제 섭취를 권하기도 합니다만, 비타민·미네랄이 충분한 식사를 하게 되면 간과 장의 해독을 도와 증상이 완화됩니다. 마치 신체가 새로운 연료 시스템에 적응하기 위해 거쳐야 하는 성장통 단계라 할 수 있습니다.

포도당과 지방, 어느 쪽이 정답일까요?

인체는 포도당과 지방, 두 연료를 모두 사용할 수 있는 '하이브리드 엔진'을 갖고 있습니다. 열매가 충분한 곳에 사는 인류는 포도당을, 극지방의 이누이트는 동물 지방을 연료로 삼았습니다. 중요한 것은 자연 그대로의 음식을 먹었고, 가공되지 않은 음식이 인체의 호르몬 균형과 염증 억제에 기여했다는 사실입니다.

오늘날 시중에서 쉽게 구할 수 있는 케톤 간식과 가공식품은 편리하게 다이어트를 할 수 있게 하지만, 장기적으로는 식탐을 교정하기 어렵고 건강을 위해서도 한계가 있습니다. 케토제닉이 진정한 힘을 발휘하려면, 결국 자연 그대로의 식재료에 기반해야 합니다.

아침 과일과 케토제닉과의 조화

저는 2주 동안 케토제닉을 실천해 보았습니다. 아침에는 과일, 점심에는 해산물과 채소를 기버터로 조리해 먹고, 저녁에는 신선한 과일 스무디를 선택했습니다. 지방이 주는 묵직한 포만감이 있어 식욕은 줄였지만, 동물성 단백질에서 나온 노폐물이 장에 부담이 되었습니다.

이후 아보카도와 오렌지, 아몬드, 마카다미아와 같이 과일·견과류 위주의 '순수 케톤 열매식'으로 바꾸어 시도했더니 식욕억제와 집중력 향상, 가벼운 소화 같은 좋은 결과를 얻을 수 있었습니다.

 아침과일습관 살찌지 않는 체질로 바꾸는 평생 건강 솔루션

저에게는 식물성에 가까운 단순한 식사가 더 잘 맞는다는 걸 몸으로 배웠습니다.

고기 중심의 케토제닉은 독소가 쌓이기 쉽지만, 아침 과일은 이를 완화해 줍니다. 저탄수화물 식사로 밥이 아닌 과일을 선택하면 케토 플루 같은 증상이 현저히 줄어듭니다. 특히 키위, 토마토, 딸기, 수박 같은 저당 과일은 하루 500g을 먹어도 당분은 30g 이하이며 당지수도 낮습니다. 아침 과일은 해독과 신진대사를 돕고, 입맛을 새롭게 리셋합니다.

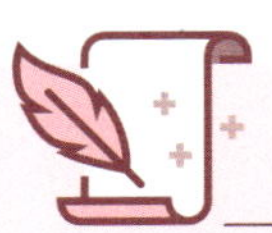

아침과일습관 성공공식

1. 비만과 당뇨라면 케토제닉을 활용하자!

케토제닉 다이어트는 지방을 연료로 사용해 혈당 상승을 억제하고, 인슐린 저항성과 염증을 완화하며, 식욕 조절에 도움이 됩니다.

2. 건강한 지방을 찾아 먹자!

'고기 중심의 케토'보다는 채소와 건강한 지방이 조화를 이루는 케토 식단을 만드세요. 코코넛오일, 기버터, 올리브오일, 견과류 같은 지방을 선택하면 좋습니다.

3. 케토제닉, 아침 과일과 함께하자!

아침 과일을 활용한 케토제닉은 케토 플루를 줄여줍니다.

케톤, 건강한 연료인가 위험 신호인가

케톤에 대한 오해는 대체로 '케토시스(ketosis)'와 '케톤산증(ketoacidosis)'을 잘못 이해했기 때문입니다. 이 둘은 전혀 다른 상태입니다.

케토시스(ketosis)

케토시스는 탄수화물이 부족할 때 우리 몸이 지방을 분해하여 만든 대체 에너지원을 사용하는 자연스러운 대사 과정입니다. 단식이나 저탄수화물 식단, 장시간 운동 중에도 나타날 수 있으며, 혈중 케톤 수치가 적절히 조절 되면서 뇌와 근육에 에너지를 공급합니다. 보통은 0.5~3mmol/L 범위로 혈 당 조절, 체지방 감소, 인슐린 저항성 개선 등에 효과 있습니다.

케톤산증(ketoacidosis)

케톤산증은 케톤체가 과하게 축적되어 혈액이 심하게 산성화된 병적인 상 태로, 제1형 당뇨병 환자에게 나타나기 쉬우며 드물게는 알코올 남용이나 특정 질환, 약물로도 발생합니다.

케톤산증의 원인은 지방이 과도하게 분해되어 케톤체가 폭발적으로 증가 하기 때문입니다. 케톤산증일 때 혈중 케톤 수치는 10mmol/L 이상으로 비 정상적으로 높고, 혈액은 pH 7.3 이하로 산성화된 상태를 보이며, 혈당도 함께 상승(보통 250mg/dL 이상)합니다.

케톤산증의 증상은 심한 갈증, 잦은 소변, 구토, 복통, 과호흡과 의식 저하로 까지 진행되며 이때 치료하지 않으면 생명이 위험할 수 있습니다. 인슐린 주사, 수액 보충, 전해질 교정 등 응급 치료가 필요합니다.

의학 전문가들은 인슐린이 정상적으로 기능하는 일반인들은 케토시스가 케톤산증으로 진행될 가능성이 매우 낮다고 합니다. 우리 몸은 호흡과 소 변을 통해 여분의 케톤을 배출하는 조절 능력을 갖고 있기 때문입니다.

아침 과일과 단백질 다이어트

헬스장에서 시작된 단백질 신화

다이어트를 시작하는 사람들이 가장 먼저 찾는 음식은 닭가슴살과 계란, 방울토마토와 오이 같은 채소입니다. 헬스장에서 늘 추천하는 음식 역시 닭가슴살이지요. 이 음식들은 저지방, 저탄수화물, 고단백 식단의 완벽한 조합처럼 여겨집니다.

당분이 적은 음식은 인슐린 저항성을 줄여 체중감량 효과를 쉽게 얻을 수 있습니다. 단백질 보충제만으로 체중을 엄청나게 줄이는 사람들도 많습니다. 정제 탄수화물과 복잡한 양념으로 범벅된 고칼로리 음식을 먹다가 단백질 보충제를 먹게 되면 상대적으로 단순한 식단이 되어 효과가 나타나는 것입니다.

하지만 이렇게 줄인 체중은 이전에 먹던 음식으로 돌아가면 그 효과가 금세 사라집니다. 큰 단점이지요. 요요현상이 찾아오기 때문에 줄인 체중을 유지해 나갈 수 있는 식단으로는 적합하지 않습니다. 급한 마음으로 선택하기 쉬운 단백질 다이어트이지만 인기에 비해 효율이 떨어지는 방법입니다.

동물성 단백질의 숨겨진 진실

여러 과학적 실험을 통해 동물성 단백질의 위험성이 증명되고 있습니다. 총 섭취 칼로리의 20% 이상을 동물성 단백질로 섭취할 경우 암 발생률이 증가한다는 충격적인 보고도 있습니다.

미국 코넬대 영양학 교수 콜린 캠벨(Colin Campbell)은 대규모 연구인《중국 연구(China Study)》를 통해 단백질 과잉 섭취의 심각성을 조사했습니다. 캠벨이 20년간 수행한 연구의 결론은 단백질이 암 발생의 스위치 역할을 하며, 미국인의 비만과 질병의 주요 원인이라는 것입니다.

이를 뒷받침하는 결정적인 실험 결과가 있습니다. 동물성 단백질을 20% 이상 섭취해 온 쥐들은 모두 간암에 걸렸지만, 5% 정도만 섭취한 쥐 중에서는 한 마리도 걸리지 않았습니다. 아무리 살 빼는 것이 중요하더라도 암 유발 가능성을 가진 식단을 선택하는 것은 현명하지 않은 판단입니다.

　　아침과일습관 살찌지 않는 체질로 바꾸는 평생 건강 솔루션

단백질의 두 얼굴

단백질은 신체 조직 구성에 필요할 뿐, 에너지원으로는 가장 비효율적인 영양소입니다. 우리 몸의 첫 번째 에너지원은 탄수화물이고, 그다음으로 지방을 사용합니다. 단백질은 포도당이나 지방이 부족할 때 비로소 포도당으로 변환되어 사용되고, 남으면 지방으로 저장됩니다.

단백질은 대사되는 과정에서 암모니아, 요산, 요소 등이 많이 만들어져 이를 처리하기 위해 더 많은 에너지가 사용되는 비효율적인 에너지원입니다. 인체의 구조와 골격, 호르몬과 효소를 구성하기 위해 아미노산 풀에 저장해 재활용하는 영양소이므로 부족한 경우가 별로 없습니다. 놀랍게도 몸에 들어온 단백질의 85%가 재사용됩니다.

소화기관이 말해주는 단백질의 진실

동물성 단백질에는 사람의 소화기관으로는 완전 소화가 어려운 아미노산들이 포함되어 있습니다. 개들은 고기를 씹지도 않고 삼켜도 거의 체하지 않지만, 사람은 그렇지 않습니다. 육식동물의 위산은 사람과 비교하면 10배나 강한 산성이며, 장 길이도 훨씬 짧아 체간의 1.5~3배 정도지만, 사람의 장 길이는 체간의 6배쯤 됩니다. 육식동물의 장이 짧은 이유는 단백질 대사 산물이 장에서 오래 머무르면 독소가 흡수되기에 그렇게 진화한 것입니다.

사람이 오랫동안 동물성 단백질을 과다하게 먹으면 여러 장기가 상할 수 있습니다. 단백질을 소화하기 위해 위장뿐만 아니라 십이지장과 췌장까지 총동원하여 많은 소화효소를 사용해야 하기 때문입니다. 조효소의 원료가 되는 비타민과 미네랄, 항산화 영양소도 대량으로 필요합니다.

결국 단백질 결핍증보다 효소와 비타민, 미네랄 결핍이 더 큰 문제가 됩니다. 췌장 기능도 약해져 췌장염이나 췌장암 등이 쉽게 생길 수 있습니다. 고기 섭취량 증가와 더불어 췌장암이 증가한 것은 우연의 일치가 아닙니다.

고기를 소화하면서 나오는 대사 산물은 신장을 거쳐 배설되므로 신장에도 무리가 갑니다. 암모니아와 요산, 요소 등 소화 부산물이 증가하면서 혈액이 탁해지고 산성화됩니다. 몸은 이를 중화시키기 위해 뼈의 칼슘을 사용하게 되고, 칼슘이나 요산 결정체들이 여기저기 쌓여 통풍이나 신장결석 등을 일으킬 수 있습니다.

덜 소화된 단백질 부산물은 혈액으로 흘러 들어가 알레르기와 염증을 일으키기도 합니다. 과민성장증후군이나 장누수증후군이 있으면 더 문제가 될 수 있습니다. 고기와 우유, 유제품을 먹는 사람들이 알레르기나 아토피로 고생하는 경우가 많은 이유입니다. 심지어 엄마가 마신 우유 때문에 아이가 아토피에 걸리기도 합니다.

위장과 췌장, 간과 신장이 약한 사람이라면 단백질 다이어트는 독이 됩니다. 건강을 위해 살을 빼려다가 오히려 건강이 더 망가

 아침과일습관 살찌지 않는 체질로 바꾸는 평생 건강 솔루션

지는 역설적 상황이 벌어질 수 있습니다. 단백질을 대사하기 위해 우리 몸에 과부하가 걸리고 장기가 빨리 노화할 수 있습니다.

단백질, 얼마나 먹어야 할까

총영양소 섭취량의 20~35%가 단백질이라면, 독소가 만들어지는 양입니다. 단백질은 6~10% 미만이 적정량입니다. 더 챙겨 먹어야 할 영양소는 동물성 단백질이 아니라 자연이 균형 있게 베풀어준 식물입니다.

필수 아미노산은 과일과 채소, 통곡식 안에 다량의 비타민과 미네랄과 함께 조화롭게 들어 있습니다. 우리가 먹는 자연식품과 가공식품을 포함한 대부분 음식 성분은 식품의약품안전처 데이터베이스에서 찾아볼 수 있습니다. 과일의 성분은 120가지 이상의 영양소 항목들로 표기될 만큼 매우 다양합니다.

만약 모든 사람이 매일 동물성 단백질을 20% 이상 먹는다면, 우리 지구가 어떻게 될지도 생각해 봐야 합니다. 6개월 동안 천천히 자라야 할 닭은 1개월 만에 빠르게 자라 우리 밥상으로 오기도 합니다. 소고기 1kg을 얻으려면 물 1만 2,700L가 소모되며, 미국 곡류 생산량의 70%가 가축의 먹이로 사용됩니다.

가축 분뇨에서 발생한 이산화탄소와 메탄가스로 지구의 온도도 올라가고 있습니다. 게다가 조류독감이나 신종플루, 메르스 같은 인수공통전염병의 위험까지 늘 우리를 위협합니다. 공장식 축산이나 동물 사료에 든 항생제와 성장호르몬은 결코 사람에게 도움이 되지 않습니다. 건강하지 않은 밥상과 아픈 지구를 만들어내는 단백질 식단은 자제하고 주의를 기울여야 합니다.

단백질 다이어트는 스마트하게

단백질 다이어트의 효과 중 하나인 인슐린 저항성 해결은 땅과 바다에서 얻는 식물로도 충분합니다. 다양한 과일과 채소, 귀리와 퀴노아 등의 통곡물, 렌틸콩과 병아리콩 등의 콩류, 연근, 감자, 고구마 같은 뿌리식물, 버섯과 견과류로 충분한 단백질을 얻을 수 있습니다.

식물성 단백질은 과잉으로 섭취하기가 어렵고 동물성 단백질보다 소화하기 쉽습니다. 고기를 많이 먹은 날, 장에서 무슨 일이 일어나는지, 소화 상태와 변 상태가 어떤지 잘 살펴봐야 합니다. 자연 그대로의 식물을 먹으면 인슐린 문제는 발생하지 않습니다.

만약 단백질 다이어트를 진행 중이라면 반드시 해독을 함께하는 것이 좋습니다. 식품 효소와 함께 근육 생성에 필요한 비타민과 미네랄을 보충하면 오히려 근육량이 더 증가합니다. 위장과 간, 췌장에 무리가 가지 않아 더 건강하게 다이어트할 수 있습니다.

아침 과일은 이러한 해독 과정을 자연스럽게 도와주는 완벽한 파트너입니다. 과일의 효소와 식물영양소가 단백질 섭취로 인한 독소를 중화시키고, 동시에 필요한 아미노산도 공급합니다.

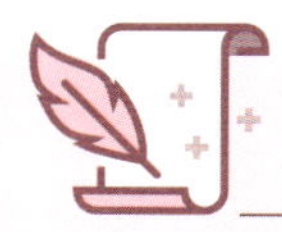

아침과일습관 성공공식

1. 단백질 과잉 섭취 금지!

과다한 단백질은 암 발생의 스위치 역할을 하며, 비만과 질병의 주요 원인이라는 연구 결과가 있습니다. 단백질 섭취량은 총열량의 6~10% 미만이면 됩니다.

2. 다양한 채소와 곡식에서 단백질을 얻자!

식물성 단백질로도 충분한 아미노산을 얻을 수 있습니다. 과일과 채소, 통곡물, 콩류, 뿌리식물, 버섯, 견과류 등을 골고루 먹습니다.

3. 단백질 다이어트를 한다면 반드시 해독하자!

아침 과일은 효소와 식물영양소가 풍부해 해독 과정을 자연스럽게 돕습니다.

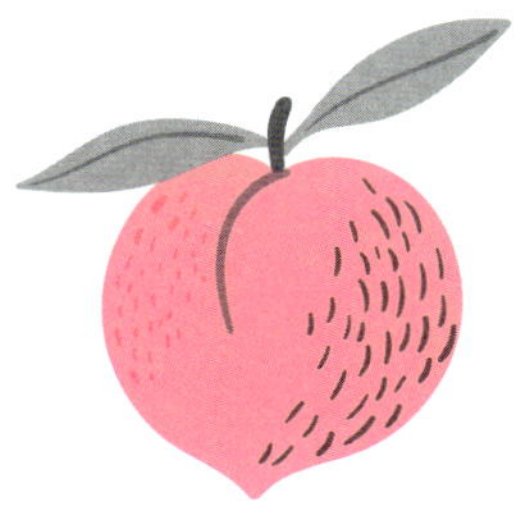

콩과 두유의 옥살산은 정말 해로울까?

저탄고지(LCHF·케토)를 실천하는 사람들 사이에서 콩과 두유에는 옥살산(oxalate)이 많으니 피해야 한다는 주장이 많습니다. 옥살산이 칼슘과 결합해 신장결석을 만들고, 장을 자극하여 염증이 일으킨다는 것이죠. '콩은 옥살산 폭탄이다' '두유는 신장결석의 원인이다'처럼 단정적으로 표현합니다. 일부는 맞지만, 중요한 전제 조건과 맥락을 빠뜨린 채 확대해석하는 경우가 많습니다.

옥살산은 정말 위험한 물질일까요? 옥살산은 열매와 채소에 흔한 유기산입니다. 시금치, 비트, 고구마, 카카오, 견과류, 콩류, 차, 베리류 등 대부분 식물에 있습니다. 인공적으로 만든 독소가 아니라 자연의 음식에 들어 있는 기본 성분이지요. 문제는 옥살산의 '존재 여부'가 아니라 '어떤 몸 상태에서, 어떤 방식으로, 얼마나 먹는가'입니다. 장과 신장 기능이 정상인 사람은 섭취한 옥살산의 상당 부분이 장에서 칼슘이나 마그네슘과 결합되어 배설되며, 장내 미생물 중에도 옥살산을 분해하는 균이 있습니다. 정상적인 대사 환경이라면 옥살산이 과도하게 축적되지 않게 조절하는 시스템이 갖춰져 있습니다.

콩과 두유의 옥살산, 실제로 많은 편일까

결론부터 말하면, 콩과 두유는 옥살산 함량이 '극단적으로 높은 식품'이 아닙니다. 시금치, 근대, 비트잎, 카카오 파우더 같은 고 옥살산 식품과 비교하면 콩은 중간 수준입니다. 더 중요한 점은 콩에 식물성 단백질, 식이섬유, 칼슘과 마그네슘 같은 미네랄, 이소플라본과 폴리페놀 등 다양한 성분이 들어 있다는 것이죠. 자연의 음식은 이처럼 복합 성분으로 이루어져 있어 한 성분만으로 평가하기 어렵습니다. 특히 두유는 콩을 물에 불리고 갈아 가열하는 과정을 거치기에 옥살산의 생체 이용률이 더 낮아집니다.

된장, 청국장, 낫토 같은 전통적인 콩 발효 식품은 옥살산 부담을 더욱 줄입니다.

저탄고지에서 옥살산을 심각하게 여기는 이유

저탄고지 식단은 과일과 곡물, 콩류, 일부 채소 등 식물성 식품을 광범위하게 제한해 섬유질 섭취가 줄고, 장내 미생물 다양성도 줄면서 옥살산을 분해하거나 중화할 장 환경이 나빠져 같은 양의 옥살산도 더 자극적일 수 있습니다. 또 다른 문제는 미네랄 불균형입니다. 옥살산은 칼슘과 마그네슘이 충분하면 안전하게 배출되지만, 유제품이나 특정 식품군을 제한하고 몇 가지 음식만 반복 섭취하니 옥살산을 중화할 재료가 부족해집니다.

자연의 음식은 독과 약을 함께 품고 있습니다. 중요한 것은 제거가 아니라 균형과 맥락입니다. 콩에는 옥살산도 있지만, 완화하고 조절하는 영양소도 있습니다. 장이 건강하고 미네랄 섭취가 충분하며 음식의 다양성이 유지된다면, 콩과 두유는 독소가 아니라 조율된 영양 공급원입니다.

언제 조심해야 할까

물론 예외는 있습니다. 신장결석 병력이 있거나, 장 누수나 심한 장염, 미생물 불균형이 있는 경우, 또는 한 가지 식품을 과도하게 반복 섭취할 때는 옥살산이 부담될 수 있습니다. 이때도 해법은 자연의 음식을 무조건 배제하는 것이 아니라 장 환경을 회복하고, 미네랄을 보충하며, 조리 방식을 조절하는 것입니다.

자연의 음식은 성분 하나로 평가할 수 없습니다. 콩은 수천 년 동안 인간의 식탁을 지켜온 음식입니다. 문제가 있다면 음식이 아니라, 그 음식을 소화하고 처리할 몸의 환경입니다. 자연의 음식을 바라보는 관점은 배제가 아니라 회복이며, 몸이 회복되면 음식은 다시 제자리를 찾습니다.

평생 건강 습관, 아침과일다이어트

내 몸에 맞는 아침 과일 500g

아침에 어떤 과일을 먹을까 고민할 필요는 없습니다. 제철 과일이 가장 좋다는 건 누구나 알고 있지요. 햇볕과 바람, 비를 맞으며 자란 갓 수확한 과일이야말로 영양이 가장 풍부하기 때문입니다.

이와 관련해 '100마일 다이어트'라는 개념이 있습니다. 반경 100마일(약 160km) 이내에서 생산된 식재료로 안전한 먹거리를 얻으려는 움직임입니다. 현대인의 식탁에는 수천 킬로미터를 이동해 온 음식이 올라오기도 합니다. 이 과정에서 식재료가 어떤 변화를 겪었을지, 어떤 오염물질이 섞였을지 불안할 수밖에 없습니다. 100마일 다이어트는 이런 불안을 줄이고, 가능하면 안전한 먹거리를 선택하자는 제안입니다.

물론 모든 먹거리를 내가 살고 있는 지역에서 생산된 식품으로만 채우기가 어려울 수 있습니다. 하지만 최소한 제철 우리 농산물을 챙겨 먹는 정도는 가능하지 않을까요? 특히 사과처럼 전국에서 생산되어 잘 저장된 과일은 제철이 아니더라도 쉽게 구할 수 있어 아침 과일 식사에 잘 어울립니다.

왜 아침 과일 500g일까

아침 과일 식사법은 공복에 과일 500g을 먹는 것을 원칙으로 합니다. 세계보건기구(WHO)는 하루 과일·채소 권장량을 450g 이상으로 제시합니다. 영국 런던대학교의 연구에서는 하루에 과일·채소를 560g 섭취하면 사망률이 무려 42%나 낮아진다는 결과도 나왔습니다. 그렇다면 왜 아침에 '과일'을 먹는 것이 좋을까요? 과일은 소화효소가 풍부해 아침 공복에도 위에 부담을 주지 않고 몸에 필요한 효소를 채워줍니다. 또 대부분 과일은 90% 정도가 수분이어서 아침에 과일을 먹는 것은 비타민과 미네랄이 어우러진 천연 영양수를 마시는 것과 같습니다.

'아침 과일 500g'은 단순한 간식이 아니라 아침 식사라는 의미입니다. 자연의 당분은 뇌와 몸에 에너지를 공급하고 풍부한 식이섬유는 장을 깨우며 소화를 돕습니다. 변비 예방은 물론 장내 환경을 개선하여 뇌와 온몸을 두루 이롭게 합니다.

무엇보다 과일에 풍부한 항산화 성분은 피부를 맑게 하고 몸속 염증을 줄여줍니다. 아침에 과일을 먹는 습관은 가볍게 입맛을 돋우는 차원을 넘어, 수분·영양·에너지·항산화 효과를 동시에 얻는 가장 단순하지만 강력한 건강 관리법입니다.

 아침과일습관 살찌지 않는 체질로 바꾸는 평생 건강 솔루션

아침 과일, 어떻게 먹을까

과일은 한 끼에 1~3종류 정도가 바람직합니다. 많은 종류의 과일을 섞어 먹으면 소화가 어려울 수도 있습니다.

아침 식사로 먹는 과일을 네 종류로 나누어 보았습니다.

- **단맛 과일:** 청포도, 망고스틴, 바나나, 대추, 무화과, 감, 배
- **신맛 과일:** 파인애플, 오렌지, 레몬, 귤, 딸기, 석류, 라임, 사과, 포도, 블루베리, 체리 등
- **지방이 많은 과일:** 아보카도, 코코넛, 올리브, 두리안
- **멜론류:** 멜론, 수박, 참외, 파파야

같은 종류끼리는 함께 먹어도 무방하며, 단맛과 신맛 과일 조합도 괜찮습니다. 다만 멜론류는 단독으로 먹는 것이 좋습니다. 과일은 대부분이 수분이어서 30분이면 소화·흡수가 끝납니다. 따라서 여러 종류의 과일을 한꺼번에 먹기보다는 하나씩 먹고 10~30분 정도 간격을 두는 편이 좋습니다. 그렇게 해야 각 과일의 영양소가 충돌하지 않고 온전히 흡수됩니다.

나에게 맞는 과일 찾기

아침 사과가 건강에 좋다지만, 모든 사람에게 맞는 것은 아닙니

다. 속이 쓰리거나 가스가 차는 사람도 있습니다. 특히 과민성장 증후군(IBS)이 있으면 음식물이 대장균에 의해 빠르게 발효되어 가스가 많이 생깁니다.

호주 모나시대학(Monash University) 피터 깁슨(Peter Gibson) 교수가 제시한 포드맵(FODMAP) 식단 이론에 따르면, 일부 성분은 소장에서 흡수되지 않고 대장에서 발효되어 가스를 만듭니다. 이런 경우 가스를 많이 발생시키는 고(高)포드맵 과일을 피하고 저(低)포드맵 과일을 선택하는 것이 좋습니다. 아침과일습관이 몸에 자리 잡으면 고포드맵 음식에 대한 민감도가 줄어들 수 있습니다. 따라서 내 몸의 반응을 잘 살펴서 나에게 맞는 과일을 찾아내는 과정이 중요합니다.

찬 성질의 과일이나 냉장 보관된 과일을 급하게 먹으면 설사가 날 수 있으니 주의해야 합니다. 바나나는 수분이 적어 오후에 먹는 것이 더 적합하지만, 물과 함께 스무디로 섭취하면 아침에도 무난합니다. 자몽의 경우, 비타민 C와 베타카로틴이 풍부하고 항산화 효과가 커서 다이어트 과일로 인기가 많습니다. 칼로리도 낮아 다이어터들이 좋아하는 과일이지만, 약을 복용하는 중이라면 피해야 합니다. 자몽 속 성분이 약물 대사 효소(P450)를 차단하기 때문입니다. 중요한 것은 특정한 과일을 억지로 먹지 않고, 내가 좋아하고 내 몸에 맞는 과일을 선택하는 것입니다. 어떤 과일이라도 아침에 500g 정도 꾸준히 먹으면 3일 만에도 피부가 맑아지고 몸이 가벼워지는 변화를 체감할 수 있습니다.

 아침과일습관 살찌지 않는 체질로 바꾸는 평생 건강 솔루션

평생 건강을 위한 작은 습관

아침 과일 다이어트는 단순히 체중을 줄이는 도구가 아닙니다. 달콤한 과일을 충분히 먹으면서 미각을 회복하고, 몸의 균형을 되찾는 생활 습관입니다. 중요한 것은 '내 몸을 존중하는 태도'입니다. 억지로 통제하는 식사법이 아니라, 내 몸을 관찰하며 맞는 음식을 찾아내는 과정이 평생 살찌지 않는 건강한 체질로 이어집니다.

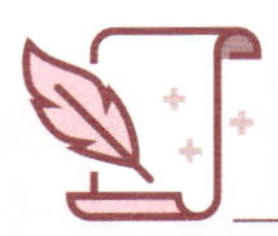

아침과일습관 성공공식

1. 아침엔 과일 500g을 먹자!

아침 과일은 간식이 아니라 식사입니다. 작은 사과 3개 정도의 무게로, 제철 과일을 챙겨 먹으면 좋습니다.

2. 아침 과일은 1~3종류로 정하자!

단맛, 신맛, 지방이 많은 과일, 멜론 등 여러 종류를 한꺼번에 먹기보다는 10~30분 정도 간격을 두는 게 좋습니다.

3. 나에게 맞는 과일 찾아 먹자!

내 몸에 맞는 과일과 채소를 찾아서 식단을 구성합니다. 과민성 장증후군이 있다면 저포드맵 과일을 선택합니다.

포드맵이 뭘까?

포드맵(Fermentable Oligosaccharides, Disaccharides, Monosaccharides and Polyols, FODMAP)은 장에서 발효되기 쉬운 올리고당, 이당류, 단당류, 폴리올을 가리킵니다. 일부 사람들이 잘 소화하지 못하는 특정 단순 탄수화물 그룹을 묶어 부르는 용어이지요. 장에서 흡수가 잘되지 않고 대장 내 세균에 의해 발효되어 가스, 복부팽만, 설사, 변비 같은 증상을 일으킬 수 있습니다.

과민성대장증후군(IBS), 기능성 소화불량, 만성 장 질환 환자일 경우, 포드맵이 많은 음식을 줄이면 복부팽만, 설사, 변비, 가스 등의 증상이 줄어들 수 있습니다. 하지만 모든 사람에게 문제가 되는 것은 아니며 개인의 장내 세균 상태와 흡수 능력에 따라 다릅니다.

포드맵의 주요 성분과 식품

- 올리고당류(Oligosaccharides) 2~10개의 단당류가 결합한 탄수화물인 프럭토올리고당, 갈락토올리고당: 설탕, 유당

  함유 식품: 밀, 호밀, 보리, 양파, 마늘, 콩류(렌틸콩, 병아리콩 등)

- 이당류(Disaccharides) 유당(Lactose)이 대표적임

  함유 식품: 우유, 아이스크림, 연유, 치즈(특히 연질 치즈)

- 단당류(Monosaccharides) 포도당, 갈락토스, 만노즈

  함유 식품: 사과, 배, 꿀, 우유, 고과당옥수수시럽

- 폴리올(Polyols, 당알코올) 소르비톨, 만니톨, 자일리톨

  함유 식품: 자두, 체리, 복숭아, 무화과, 인공 감미료(슈가프리 껌·사탕 등)

저포드맵(권장 식품)	식품 종류	고포드맵(제한 식품)
쌀, 감자, 쌀국수	곡류	잡곡류, 보리, 호밀
완두콩, 두부	콩류	강낭콩, 구운 콩, 콩물
유당 제거 우유	유제품	우유, 치즈, 요플레, 아이스크림
바나나(덜 익어 초록빛이 남은 정도), 딸기, 블루베리, 포도, 오렌지, 귤, 키위, 파인애플 딱딱한 멜론류(캔털루프, 허니듀) 용과(드래곤프루트)	과일류	사과, 배, 망고, 체리, 자두, 복숭아, 수박, 살구 건조 과일(건포도, 말린 무화과, 말린 대추 등) 과당이 많이 들어간 과일 주스
가지, 호박, 시금치, 죽순, 당근, 셀러리	채소류	아스파라거스, 양배추, 마늘, 양파, 브로콜리
메이플시럽, 셔벗, 각종 기름류, 설탕	기타	커피, 차류, 탄산음료, 인공감미료(자일리톨, 소르비톨 등)

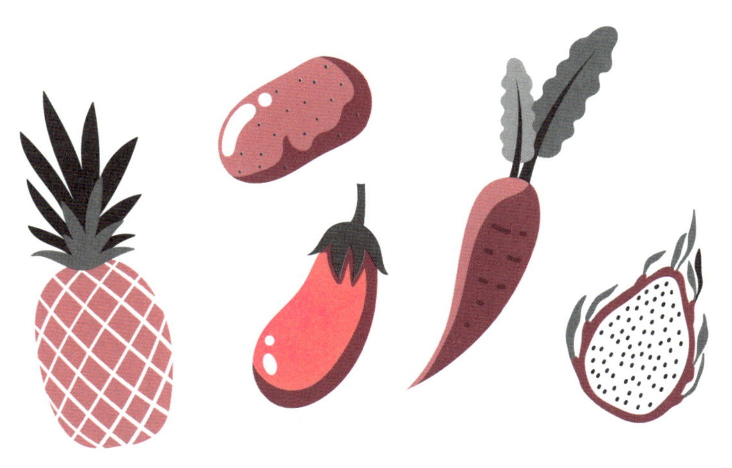

부기 빼는 클렌징 스무디

전해질, 왜 중요할까

아침에는 넉넉했던 구두가 저녁이 되면 발이 부어 꽉 끼었던 경험을 누구나 한 번쯤 했을 겁니다. 밤늦게 라면을 먹고 자면 아침에 얼굴이 부어 있기도 하고요. 이렇게 몸이 변하는 이유는 전해질 균형이 무너졌기 때문입니다.

햄버거나 라면 같은 가공식품, 빵과 과자, 케이크처럼 달콤한 디저트는 전해질의 균형을 쉽게 흐트러뜨립니다. 하지만 누구나 똑같이 붓는 것은 아닙니다. 같은 음식을 먹고도 전혀 붓지 않는 사람도 있으니까요. 그 차이는 바로 몸속 전해질 균형 상태가 다르기 때문입니다.

우리 몸은 정교한 전기회로와 같습니다. 심장이 리듬을 만들고, 근육이 수축하며, 뇌가 신호를 주고받는 모든 과정에는 미세한 전류가 흐르고 있습니다. 그 중심에는 '전해질'이라 불리는 미네랄 이온이 있습니다. 나트륨, 칼륨, 칼슘, 마그네슘, 염소, 인산, 중탄산 등이 대표적입니다. 미네랄 이온들은 세포 안팎을 오가며 체액의 농도를 일정하게 유지하고, 신경 자극 전달과 근육 움직임, 심장 박동 등을 조절합니다. 물이 단순한 액체가 아니라 생명의 매개체가 되는 이유도 그 속에 전해질이 녹아 있기 때문입니다.

전해질은 세포가 에너지를 생산하고 신경이 신호를 주고받으며 근육이 부드럽게 움직이도록 돕습니다. 그러나 이 균형이 조금이라도 무너지면 몸은 곧바로 이상 신호를 보냅니다. 하루 종일 피로하고 머리가 멍한 느낌이 든다면 단순한 피로나 스트레스가 아니라 전해질 불균형이 원인일 수 있습니다. 나트륨과 칼륨의 균형이 깨지면 세포의 에너지 생산이 둔해지고, 신경 자극이 느려져 몸 전체가 무겁게 느껴집니다.

근육이 갑자기 경직되거나 다리에 쥐가 나는 것도 전해질 불균형에서 비롯될 수 있습니다. 칼슘, 마그네슘, 칼륨은 근육의 수축과 이완을 조절하는 주요 전해질인데, 부족하면 근육이 과도하게 수축하거나 신경이 예민해져 떨림이 생깁니다. 특히 날씨가 덥거나 운동으로 땀이 많이 흘렀는데, 수분만 보충하고 미네랄을 함께 채우지 않으면 이런 증상이 쉽게 나타납니다.

심장 리듬 또한 전해질에 크게 의존합니다. 칼륨, 칼슘, 마그네슘 농도가 불안정하면 부정맥이나 두근거림이 생길 수 있습니다. 심장은 전기 신호로 박동하기 때문에 전해질의 미세한 변화만으로도 리듬이 흐트러집니다.

혈압도 마찬가지입니다. 나트륨이 많으면 혈압이 오르고, 부족하면 저혈압으로 어지럼증과 무력감이 생깁니다. 칼륨이 부족할 때는 상대적으로 나트륨이 늘어나 고혈압이 악화하기도 합니다.

몸이 붓거나 탈수되는 현상 역시 전해질과 밀접한 관련이 있습니다. 세포 안팎으로 수분이 이동하는 것은 나트륨 농도로 조절되는데, 나트륨이 많으면 세포 밖으로 물이 빠져나가 부종이 생기고, 너무 적으면 수분이 유지되지 않아 탈수나 갈증이 생깁니다. 따라서 물을 마실 때는 단순히 수분만 보충하는 것이 아니라 적절한 염분과 미네랄을 함께 섭취하는 것이 중요합니다.

전해질 균형이 흐트러지면 단순히 피로한 수준을 넘어, 위장과 신경계에도 영향을 미칩니다. 나트륨이나 칼륨이 부족하면 위장 운동이 느려져 소화가 더디고, 복부팽만이나 구역질이 생길 수 있습니다. 또한 전해질 불균형은 뇌의 전기 신호에도 영향을 주어 불안감, 집중력 저하, 불면으로 이어질 수 있습니다. 이는 뇌세포의 전기 흐름이 안정적으로 유지되지 못하기 때문입니다.

입이 자주 마르고 피부가 건조하거나 푸석해지는 것도 수분 부족 때문만이 아닙니다. 수분과 함께 전해질이 빠져나갔을 때 나타나는 현상입니다. 피부 세포는 미네랄 농도가 일정하게 유지되어야 수분이 머물고 탄력이 유지됩니다.

　　　　아침과일습관 살찌지 않는 체질로 바꾸는 평생 건강 솔루션

전해질 불균형은 왜 일어날까?

전해질 균형은 여러 이유로 무너질 수 있습니다. 격렬한 운동, 과도한 땀 배출, 설사나 구토, 장기간의 단식이나 극단적인 식이요법, 이뇨제 사용 등이 대표적인 원인입니다. 또한 특정 질환이나 호르몬 변화도 전해질 균형을 깨뜨립니다.

- **월경전증후군(PMS):** 에스트로젠이 과다 분비되면 나트륨과 수분이 함께 남아 부기가 생깁니다.
- **심부전:** 심장의 펌프 기능이 약해지면 혈액량이 줄고, 신장이 수분과 나트륨을 재흡수해 전신 부종이 나타납니다.
- **간 질환:** 만성 염증으로 간이 딱딱해지면 혈액 순환이 느려지고, 삼투압이 약해져 세포 사이에 수분이 남아 있게 됩니다.
- **갑상선기능저하증:** 대사 속도가 느려지고 체온 조절이 어려워지며, 세포 내 수분과 전해질 순환이 둔해집니다.

전해질 균형은 우리 몸의 생명 리듬을 유지하는 기본 조건입니다. 수분을 보충할 때는 단순히 물을 마시는 것이 아니라 전해질을 함께 채운다고 인식하는 것이 중요합니다. 미네랄이 충분한 물 한 잔은 세포를 깨우는 에너지입니다.

몸은 언제나 균형을 원합니다. 피로, 근육 경련, 두근거림, 어지럼증, 무력감 등은 모두 전해질 불균형이 보낸 신호일 수 있습니다. 따라서 전해질의 비밀을 이해하는 것은 몸의 언어를 읽는 것과 같습니다. 균형을 회복하는 순간, 몸은 다시 생명의 리듬을 되찾습니다.

스무디로 채우는 전해질 균형

전해질을 보충하는 가장 자연스러운 방법은 음식에서 얻는 것입니다. 칼륨이 풍부한 바나나는 그냥 먹어도 좋지만, 스무디로 즐기면 활용도가 높고 섬유질을 함께 섭취할 수 있어 주스보다 좋습니다. 다만, 한 번에 생채소를 300g 이상 넣으면 장을 자극해 설사를 일으킬 수 있으니 양을 조절해야 합니다.

과일 스무디는 혈당을 빠르게 올릴 수 있으니 물을 1~2배 섞어 천천히 마시는 것이 좋습니다. 특히 회식이나 짜게 먹을 일이 있다면 미리 바나나스무디를 마시는 것이 도움이 됩니다. 바나나와 잘 어울리는 채소는 양상추, 양배추, 토마토입니다. 토마토 역시 칼륨이 풍부해 나트륨 배출을 돕습니다.

사과는 케일, 셀러리와 함께 섞으면 훌륭한 클렌징 스무디가 됩니다. 특별한 병증이 없고 하루 다섯 잔 이상의 생과채즙이 필요하지 않다면 섬유질을 굳이 제거할 필요가 없습니다. 아침에는 과일 500g, 저녁에는 클렌징 스무디 500mL를 3일간 실천해 보세요. 몸의 가벼움과 맑음을 직접 느낄 수 있습니다. 단, 식사 직후보다는 소화가 끝난 공복에 섭취하는 것이 좋습니다.

 아침과일습관 살찌지 않는 체질로 바꾸는 평생 건강 솔루션

시판되는 전해질 음료는 인공 감미료와 나트륨이 과도하게 포함된 경우가 많으므로 될 수 있으면 피하는 것이 좋습니다. 몸을 건강하게 만드는 길은 언제나 자연 그대로의 음식에 있습니다. 자연이 준 최고의 전해질 음료는 바로 코코넛워터입니다. 순수한 전해질 보충원으로 충분히 추천할 만합니다.

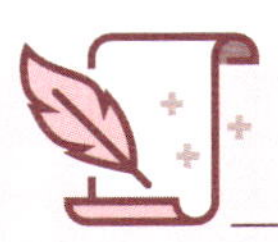

아침과일습관 성공공식

1. 몸이 부었다면 전해질 균형을 맞추자!

우리 몸은 정교한 전기회로와 같습니다. 전해질 즉, 미네랄 이온의 균형이 잘 잡히면 부기가 빠지며 몸이 가벼워집니다.

2. 전해질을 보충하자!

자연 그대로의 음식은 전해질을 보충하는 가장 좋은 방법입니다. 몸이 생명의 리듬을 되찾게 하고, 체중을 조절해 줍니다.

3. 스무디를 만들어 먹자!

몸 상태에 따라 적절한 과일과 채소와 물을 섞어 직접 스무디를 만들어 소화가 끝난 공복에 섭취하면 좋습니다.

부기 해소 스무디 가이드

파인애플·셀러리 스무디

- **효과**: 브로멜라인이 풍부한 파인애플이 염증과 부기를 줄이고, 셀러리가 이뇨 작용을 도와 불필요한 수분을 배출합니다.
- **재료**: 파인애플 1컵, 셀러리 1줄기, 오이 반 개, 레몬즙 약간, 물 1컵
- **방법**: 모든 재료를 믹서에 넣고 곱게 갈아줍니다.

수박·라임 스무디

- **효과**: 수분이 풍부한 수박이 이뇨 작용을 촉진하며, 라임이 신진대사를 도와 부기를 줄입니다.
- **재료**: 수박 2컵, 라임즙 1큰술, 민트 잎 몇 장, 얼음
- **방법**: 재료를 함께 갈아 상큼하게 즐깁니다.

블루베리·바나나 스무디

- **효과**: 블루베리의 항산화 성분과 바나나의 칼륨이 나트륨 배출을 도와 부기를 완화합니다. 단백질 파우더를 더하면 포만감까지 유지됩니다.
- **재료**: 블루베리 1컵, 바나나 반 개(덜 익은 것), 아몬드 10알, 물 1컵
- **방법**: 곱게 갈아 아침 대용으로 마십니다.

키위·오이 스무디

- **효과**: 키위의 비타민 C와 섬유질, 오이의 수분이 장운동과 이뇨 작용을 돕습니다.
- **재료**: 키위 2개, 오이 반 개, 시금치 한 줌, 물 1컵
- **방법**: 부드럽게 갈아 가볍게 마십니다.

바쁠 땐 바나나! 완벽한 한 끼 식사법

우리는 바쁘다는 이유로 기껏 다이어트를 결심하고도 쉽게 무너지곤 합니다. 바빠서 김밥 한 줄, 라면, 빵으로 끼니를 때우는 것이 다이어트를 망치지요. 이럴 때 바나나는 훌륭한 대안이 됩니다. 과일은 그동안 '디저트'로만 여겨졌지만, 한 끼 식사로 충분하며 김밥이나 라면, 빵보다 훨씬 더 영양가가 높습니다. 바쁠 때일수록 바나나를 선택해야 하는 이유입니다.

운동선수들이 증명한 바나나의 장점

바나나의 효능은 세계적인 운동선수들이 잘 보여줍니다. 타이거 우즈와 박세리 선수, 배드민턴 금메달리스트 이용대, 신유빈 탁구 선수는 경기 중 반드시 바나나를 챙겨 먹는 것으로 유명합니다. 마라톤이나 테니스 선수들도 경기 도중 바나나를 먹습니다.

도대체 바나나의 어떤 점 때문에 체력이 중요한 선수들이 선택하는 걸까요?

첫째, 바나나는 훌륭한 에너지원입니다.

운동선수들이 경기 직전에도 바나나를 먹는 이유는 아주 고효율 에너지원이 되기 때문입니다. 바나나는 영양이 아주 풍부합니다. 게다가 사과나 오렌지에 비해 열량이 높습니다. 열량이 높으니 살찔까 걱정할 수도 있겠습니다. 하지만 다시 한 번 강조하지만, 자연 그대로의 음식은 칼로리를 계산할 필요가 없습니다. 배부를 만큼 충분히 먹어도 됩니다. 단, 식후가 아니라 식사나 간식으로 먹는 경우입니다.

둘째, 근육 건강에 좋습니다.

바나나에는 440mg의 칼륨이 들어 있어 근육 경련을 예방하고 근력을 유지하는 데 좋습니다. 보디빌더뿐 아니라 근력이 약해지기 쉬운 중장년층과 여성에게도 좋은 과일입니다. 운동 전후로 바나나를 먹는 습관은 근육통에도 도움이 됩니다.

셋째, 부기와 혈압 조절에 효과적입니다.

바나나에 풍부한 칼륨은 평소 부종이 심하거나 짠 음식을 먹었을 때 좋습니다. 부종과 고혈압, 심장질환과 뇌졸중에 도움이 됩니다. 물론 식후가 아닌 공복에 먹어야 좋습니다.

평소 채소나 과일을 거의 먹지 않고 조리된 한식이나 빵, 가공식품을 자주 먹으면 나트륨을 많이 섭취하게 됩니다. 그러면 나트륨 저류로 세포외액이 수분을 머금게 되어 몸이 붓게 되지요.

 아침과일습관 살찌지 않는 체질로 바꾸는 평생 건강 솔루션

이럴 땐 바나나에 풍부한 칼륨이 체내 나트륨-칼륨 펌프의 균형 조절 기전과 맞물려, 전해질 균형 회복과 부기 완화에 기여할 수 있습니다.

2011년 영국 워릭대와 이탈리아 나폴리대 공동연구팀은 하루에 바나나 한 개 먹기가 뇌졸중 위험을 21% 낮춘다는 결과를 발표했습니다. 바나나에는 그 외에도 마그네슘, 바이오틴, 리보플래빈 등 다양한 비타민이 풍부해 합성한 비타민 영양제보다 훨씬 조화롭게 전해질 균형을 맞춰줍니다.

넷째, 위와 장의 건강에 유익합니다.

바나나에는 식이섬유 펙틴과 항산화 성분이 풍부해 장운동을 돕고, 피부와 혈관의 노화를 막습니다. 산도가 낮아 위산 과다나 위염이 있는 사람도 부담 없이 먹을 수 있습니다. 비타민 B_6는 위산과 신경에 필요한 물질을 만들어 위 환경을 건강하게 만듭니다.

바나나를 먹으면 어떤 사람은 쾌변을 하지만 변비가 생기는 사람도 있습니다. 사람마다 수분 섭취량이 달라 장내 환경도 다르기 때문입니다. 바나나의 펙틴은 수분을 끌어당겨 흡수합니다. 물을 덜 마시는 사람이라면 변비가 생길 수 있고, 수분이 충분하면 고형물을 잘 만들어 쾌변을 돕습니다.

또 바나나는 마그네슘 함량이 높아 전해질 불균형을 가져올 수 있으니 공복에는 바나나를 먹지 말라고도 합니다. 하지만 심장질환이나 저혈압으로 아주 민감한 상태가 아니라면 큰 무리가 되지 않습니다. 그래도 걱정된다면 천천히 잘 씹어먹으면 됩니다.

다섯째, 바나나는 행복 호르몬의 원료가 됩니다.

바나나는 마음까지 보살펴주는 특별한 식품입니다. 바나나의 트립토판 성분은 행복 호르몬으로 알려진 세로토닌의 원료가 됩니다. 세로토닌은 수면 호르몬인 멜라토닌으로 전환될 수 있기에, 충분히 생성될수록 숙면에 도움이 됩니다.

그동안 세로토닌은 주로 뇌에서 만들어진다고 알려졌지만, 실제로는 약 95%가 장에서 생성된다는 연구 결과가 있습니다. 장이 건강할수록 세로토닌 분비가 원활해지고 마음 역시 한결 안정되고 행복감이 커집니다. 세로토닌이 부족하면 기분이 가라앉고 우울증으로 이어질 수 있습니다.

실제로 우울증을 겪는 사람 중에는 장 건강이 좋지 않은 경우가 많습니다. 이럴 때 바나나는 맛있는 간식이자 몸과 마음의 균형을 회복하는 작고 든든한 힘이 됩니다. 우울할 땐 바나나! 마음을 다독이는 달콤한 처방입니다.

다이어트 중 바나나를 어떻게 먹을까?

바나나는 점심이나 저녁으로 2~3개 정도 먹으면 좋습니다. 향과 식감을 느끼면서 천천히 씹어 먹으면 충분히 배부른 느낌이 듭니다. 배가 부르지 않다면 더 먹어도 무방합니다. 바나나 식사 후 바나나와 물을 1:2로 섞은 다음 갈아서 바나나주스를 만들어두면, 다른 음료수나 커피에 손이 가는 것을 막을 수 있습니다.

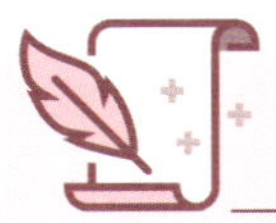

1. 라면이나 빵보다는 바나나!

라면이나 빵은 다이어트를 망칩니다. 바나나는 한 끼 식사로 충분해

훌륭한 대안이 됩니다.

2. 나를 행복하게 만드는 바나나!

바나나는 훌륭한 에너지원이자 근육 건강에 좋으며, 부기와

혈압을 조절하며 위와 장에 좋습니다. 무엇보다 행복해집니다.

3. 다이어트에도 바나나!

점심이나 저녁으로 바나나를 2~3개 정도 먹으면 좋습니다.

바나나주스를 만들어 음료 대신 마십니다.

바나나 성분표

• **주요 항산화 성분:** 폴리페놀의 일종인 클로로젠산(chlorogenic acid),
베타카로틴, 비타민 C, 비타민 E

성분	함량	성분	함량
칼로리	84kcal	칼륨	346mg
수분	76.1g	마그네슘	28mg
총탄수화물	21.9g	인	26mg
당분	14.63g	칼슘	7mg
단백질	1.1g	몰리브덴	6.19mg
지방	0.1g	비타민 C	5.94mg
식이섬유	1.9g	카로틴	25ug

바나나의 모든 것

바나나의 숙성 단계별 특징

초록색 바나나: 전분이 많아 단맛이 거의 없음

노란 바나나: 전분이 포도당·과당으로 변해 달콤한 상태

갈색 점(sugar spot)이 있는 바나나: 당도와 영양이 가장 균형 잡힌 최적 상태

갈색 바나나: 당분이 지나치게 많고 변질이 시작된 상태

바나나와 잘 어울리는 과일과 채소 스무디

바나나와 아보카도는 열량을 공급해 주고 소금을 살짝 쳐서 먹으면 충분한 한 끼 식사가 되며 부드러운 수프처럼 맛있게 먹을 수 있습니다. 아보카도의 당이 낮기 때문에 당 걱정도 없습니다. 그 외에도 양상추, 양배추, 토마토도 훌륭한 조합이 됩니다.

- **재료**: 바나나 1개(200g), 아보카도, 양상추, 양배추, 토마토 각 100g, 물 200mL
- **방법**: 바나나와 아보카도 또는 바나나와 채소들을 곱게 갈아 식사 대용으로 마십니다.

바나나 스무디를 먹을 때 주의 사항

당도가 높은 바나나와 딸기를 섞어서 그대로 마시면 혈당을 올릴 수 있습니다. 바나나와 단 과일을 조합할 때는 혈당이 빠르게 오르지 않도록 물을 1~2배 섞어 만든 다음 천천히 마시는 것이 좋습니다.

원데이 클렌징,
노화를 멈추는 하루의 기적

길을 걷다 치킨 냄새를 맡았는데, 어떻게 된 일인지 갑자기 역겹게 느껴진다면 어떤 느낌일까요? 나를 살찌게 했던 음식이 더는 먹고 싶지 않다면, 날씬한 몸매는 이미 보장된 것이나 다름없지 않을까요. 하지만, 입맛이 바뀌지 않는 다이어트라면 억눌린 식욕을 터뜨려 보상 심리로 이어지며 죄책감과 요요현상을 불러올 것입니다.

순수한 음식으로 몸을 채우면 입맛은 순수해집니다. 입맛과 몸이 맑아지면 식욕을 자극하던 음식 냄새조차 불쾌하게 느껴질 수 있습니다. 이것은 제가 직접 경험했던 일입니다. 저 역시 20대에 삼겹살과 치킨, 빵으로 몸이 무너졌는데, 클렌징을 통해 맑아지며 자연스럽게 순수한 음식을 더 좋아하게 되었습니다.

순수한 음식이 주는 자연스러운 안티에이징

단 하루, 원데이 클렌징으로 위와 장을 깨끗하게 비우는 것으로도 안티에이징(Anti-aging, 항노화) 효과가 생깁니다. 몸속부터 챙기는 이너뷰티(Inner-beauty)가 화장품보다 더 근본적인 아름다움을 만들어내는 것이죠. 순수한 음식은 이너뷰티를 위한 가장 우선적이고 중요한 선택입니다.

안티에이징에 가장 중요한 성분은 비타민 C입니다. 비타민 C는 피부 콜라겐 합성의 원료이자 세포 재생에 꼭 필요한 영양소입니다. 피부뿐 아니라 치아, 뼈, 관절과 인대, 근육과 내장 기관 건강에도 관여하며, 철분 흡수를 돕는 똑똑한 조력자이지요. 빈혈이 있을 때 철분제만 찾기보다는 비타민 C를 보충해 먹으면 효과가 커집니다. 실제로 만성 재생성 빈혈을 겪던 한 지인은 철분 섭취만으로는 별 변화가 없었지만, 비타민 C가 풍부한 음식을 함께 먹으면서 증상이 개선되었습니다.

비타민 C는 스트레스를 막는 방패 역할도 합니다. 특히 부신은 체내에서 비타민 C가 가장 많이 축적되는 기관으로, 스트레스 상황에서 중요한 기능을 담당합니다. 스트레스를 받으면 부신은 코르티솔 호르몬을 분비해 몸이 충격을 덜 받도록 돕습니다. 하지만 스트레스가 지속되어 코르티솔이 과도하게 분비되면 혈관 수축과 세포 손상으로 이어질 수 있습니다.

이때 비타민 C를 충분하게 섭취하면 코르티솔 상승을 완화하고

 아침과일습관 살찌지 않는 체질로 바꾸는 평생 건강 솔루션

부신의 부담을 줄여줍니다. 즉, 비타민 C는 스트레스에도 흔들리지 않는 균형 잡힌 몸을 만드는 데 필수인 영양소입니다.

비타민 C가 풍부한 대표적인 식품은 오렌지, 귤, 자몽, 키위, 망고, 파파야, 블루베리, 딸기 같은 과일이며, 토마토, 파프리카, 피망, 브로콜리, 케일, 시금치 등의 채소도 좋은 공급원입니다. 하루 권장량은 성인 기준 100mg이지만, 그 이상으로 먹을 가치가 있습니다. 빈혈과 스트레스가 심하다면 충분한 과일과 채소를 섭취하는 것이 좋습니다.

단순하게, 두 가지면 충분하다

원데이 클렌징은 제철 과일을 주로 활용하면 되지만, 호기심을 불러일으키는 과일을 선택해도 좋습니다. 의외의 과일이 몸에 잘 맞는 경우도 있습니다. 저에게는 귀엽고 작은 보라색 망고스틴이 그랬습니다. 예상치 못한 맛을 경험하는 순간, 클렌징은 단순한 건강 관리가 아니라 흥미롭고 오래 지속하고 싶은 건강한 습관이 됩니다.

과일은 두 가지 정도만 배합하는 것이 좋습니다. 과하게 섞으면 맛이 뒤섞이고 자연스러운 조화가 깨집니다. 인삼, 꿀, 마, 채소 분말 등을 무분별하게 섞은 건강 음료는 억지스러운 맛과 향이 납니다. 뉴욕대학교 영양학자 매리언 네슬(Marion Nestle)은 '음식을 영양소 단위로만 보면 식사의 맥락을 잃는다'고 말했습니다.

제 책《완전소화》에서도 강조했듯, 음식은 단순할수록 소화 효율이 높습니다. 서로 다른 소화효소가 한꺼번에 동원되면 위와 장의 부담이 커집니다. 실제로 과일과 채소를 여러 가지 섞어 먹을 때 속이 더부룩하거나 가스가 차는 이유입니다.

가장 좋은 건강법은 언제나 단순합니다. 사과와 배, 바나나와 블루베리처럼 두 가지 과일만으로. 단순할수록 위장은 편안하고 몸은 더 빨리 회복의 길로 들어섭니다.

단순한 음식은 단순한 삶을 이끈다

《월든》의 저자 헨리 데이비드 소로는 '과일을 적당히 먹는 것은 식욕을 부끄러워할 필요가 없으며, 기름진 음식은 아무 가치가 없다'고 했습니다. 그는 2년 2개월 2일 동안 호숫가에 머물며 열매와 물고기로 소박하게 살았습니다. 어떤 음식을 먹는가는 어떤 삶을 사는지를 결정합니다.

수행자들이 중시하는 젠푸드(Zen food, 선(禪) 음식)는 바로 이런 철학을 음식에 적용한 개념입니다. 젠푸드는 단순히 칼로리를 제한하거나 몸을 비우는 식단이 아니라, 몸과 마음을 함께 맑게 하는 음식을 뜻합니다. 신선한 채소와 과일, 최소한으로 가공한 곡물과 단백질, 자연의 조화로운 맛을 살린 식재료가 중심입니다. 음식을 먹는 것 자체를 수행으로 여기며, 음식의 향과 색, 질감을 온전히 느끼고 감사하는 마음으로 먹는 것을 강조합니다.

 아침과일습관 살찌지 않는 체질로 바꾸는 평생 건강 솔루션

원데이 클렌징은 젠푸드의 철학을 현대적으로 적용한 방법이라고 볼 수 있습니다. 하루 동안 몸을 정화하여 비워내는 방식입니다. 그 하루가 좋았다면 3일로 이어가며 더 큰 해독 효과를 경험할 수 있습니다. 짧은 시간에 한결 맑아진 몸과 피부가 선물처럼 따라옵니다. 직장인도 무리 없이 시도할 수 있는 원데이 클렌징은, 간단하지만 강력한 안티에이징 솔루션입니다.

비타민 C 함량이 높은 과일과 채소(100g당)

과일	비타민 C(mg)	채소	비타민 C(mg)
망고	122.3	브로콜리	132
오렌지	69.7	고추	107.8
딸기	84.7	케일	80.4
키위	72	파프리카	191
귤	59.9	피망	60
레몬	52	시금치	60

원데이 클렌징

시간	과일 클렌징	스무디 클렌징	과일과 스무디 클렌징
08시	사과 1개(중과 250g)	사과케일스무디(250mL)	사과 1개(중과 250g)
11시	오렌지 2개(중과 250g)	사과케일스무디(250mL)	오렌지 2개(중과 250g)
13시	바나나 2개(200g)	바나나아보카도스무디(350mL)	바나나아보카도스무디(350mL)
15시	참외 2개(200g)	바나나아보카도스무디(350mL)	바나나아보카도스무디(350mL)
18시	바나나 2개(200g)	바나나아보카도스무디(300mL)	바나나아보카도스무디(300mL)
20시	토마토 2개(300g)	오렌지키위스무디(500mL)	참외 1개, 오렌지 1개(300g)

클렌징 스무디 500mL

주 과일	부재료	물
오렌지 200g	키위 100g	
딸기 250g	토마토 50g	
사과 250g	케일 4장 50g	
사과 250g	당근 100g	200mL
사과 250g	파프리카 100g	
바나나 200g	아보카도 반 개(50g)	
바나나 200g	토마토 100g	
토마토 250g	파프리카 50g	

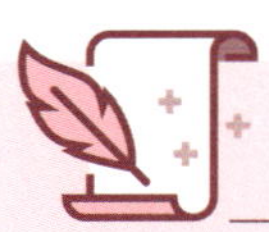

아침과일습관 성공공식

1. 입맛을 리셋하자!

원데이 클렌징은 자극적인 음식에서 벗어나 건강한 입맛을 만들 수 있습니다.

2. 몸과 피부를 리셋하자!

원데이 클렌징은 체내 정화와 함께 피부와 몸의 안티에이징 효과가 있습니다.

3. 삶을 리셋하자!

단순한 음식을 선택하는 습관은 단순한 삶으로 이어지는 최고의 지혜입니다.

 아침과일습관 살찌지 않는 체질로 바꾸는 평생 건강 솔루션

나트륨-칼륨 펌프의 원리

나트륨-칼륨 펌프는 세포에 배터리 같은 역할을 합니다. ATP를 사용해 나트륨 이온(Na^+)과 칼륨 이온(K^+)의 불균형을 유지함으로써 신경 흥분, 근육 수축, 영양소 흡수 등 생명 유지를 위한 필수 기능을 가능하게 하는 장치입니다.

모발 미네랄 검사를 해보면, 질병으로 건강이 약한 사람들은 나트륨과 칼륨 비율이 깨어져 있는 경우가 많습니다. 그래서 세포내액과 세포외액에 불균형이 생겨 에너지가 제대로 생성되지 못합니다.

나트륨-칼륨 펌프의 원리

- **막전위**(membrane potential) **유지:** 세포 안은 음전하, 밖은 양전하 상태가 되어 신경과 근육의 전기 신호 전달을 돕습니다.
- **삼투압 조절:** 나트륨과 칼륨의 균형으로 세포의 부피를 유지합니다.
- **이차 능동수송**(secondary active transport) **기반:** 세포막을 사이에 두고 형성된, 세포 외부는 높고 세포 내부는 낮은 나트륨 이온(Na^+)의 농도 기울기에 저장된 에너지를 이용해 포도당과 아미노산 등의 물질을 함께 흡수하는 기전입니다.

지방을 태우는 열매케톤식

효소가 살아 있는 음식, 왜 중요할까

인체는 영양소 성분으로 대사하기보다 효소의 반응으로 움직입니다. 이누이트가 먹었던 음식은 단순한 지방 덩어리가 아니라 살아 있는 효소가 가득한 음식이었습니다. 이들은 잡은 물고기를 땅이나 얼음에 파묻어두고 삭힌 후 먹기도 했는데, 삭히는 과정에서 생긴 효소로 '전소화(predigestion)'가 이루어진 상태가 됩니다. 이 음식을 '하이피시(high fish)'라고 하는데, 썰매견이 지쳤을 때 먹이면 금세 힘을 얻었다고 합니다. 생식과 발효식으로 에너지를 얻었던 이누이트들은 비만과 심혈관질환이 거의 없었습니다.

지방을 잘 태우는 몸이 되려면 어떻게 해야 할까요? 지방 분해효소인 리파아제가 풍부하게 생성되는 식단을 구성해야 합니다. 지방 대사가 느린 동맥경화 환자에게 리파아제를 주입하자 바로

 아침과일습관 살찌지 않는 체질로 바꾸는 평생 건강 솔루션

대사가 활발해졌습니다. 가공식과 가열식 위주의 식사는 소화효소를 많이 사용하면서 대사가 느려집니다. 효소 결핍은 비만의 원인입니다.

영양소 성분으로서의 '지방'이 아니라 효소가 가득한 '고지방 음식'이 무척 중요합니다. 특히 자연 생식은 가열식보다 에너지 효율이 6배 높고 질병 발생률이 10배나 낮은데, 지방이 많은 열매를 섭취하면 됩니다. 아보카도와 올리브, 코코넛과 두리안, 아몬드, 마카다미아, 피칸, 호두 등은 지방이 많은 열매류입니다. 이들 열매의 비율을 높이면 몸은 지방을 태웁니다. 열매로 케톤을 만들어 '열매케톤식'이라고 부릅니다.

지방을 태우는 열매케톤식

열매케톤식은 과일과 함께 견과류를 먹는 간편한 열매식입니다. 오전에는 아침 과일을 먹고 낮에는 열량이 많은 바나나와 아보카도, 견과류를 먹는 방법입니다. 탄수화물이 부족하면 우리 몸은 지방을 태워 케톤을 에너지원으로 사용합니다.

5일간 열매케톤식을 했을 때, 허리둘레는 1인치 줄고 몸은 가벼워졌습니다. 요리하거나 준비하는 시간이 들지 않고 배가 나오거나 식곤증이 없으며 충분한 포만감이 듭니다.

열매케톤식은 다이어트뿐만 아니라 수험생이나 작가, 예술가, 배우 등 장시간 집중력과 지구력이 필요한 사람에게 좋은 식사법입니다. 저는 5일간 열매케톤식을 실천하면서, 마지막 원고를 교정할 때 약 20시간 동안 집중했던 경험이 있습니다. 식탐이 줄고 소화가 잘돼 대변 잔여물이 줄어들면서, 체내 노폐물 부담도 감소합니다. 일반적인 케토제닉 다이어트의 케토 플루나 브레인포그 현상도 없습니다. 열매케톤식은 본격적인 아침 과일 다이어트를 시작하는 첫날에 선택하거나 5일 프로그램으로 활용하면 좋습니다.

열매케톤식에서 아침 과일은 수분이 많으면서 저당도나 중간당도의 과일을 선택합니다. 블루베리, 배, 오렌지, 참외, 사과, 키위, 딸기, 방울토마토, 토마토 등이지요. 점심부터는 에너지가 필요하므로 바나나와 아보카도로 만든 에너지 스무디를, 배가 고파지는 3~4시쯤엔 기호에 맞는 견과류 100~120g을 먹습니다. 이때 견과류는 지방 함량이 많은 마카다미아, 브라질너트, 헤이즐넛, 아몬드, 피칸, 호두를 주로 먹고 탄수화물이 많은 캐슈너트 같은 견과류는 20% 이하로 먹는 것이 좋습니다.

영양은 풍부하고 몸이 가벼워지는 열매케톤식

수박은 칼륨과 시트룰린, 아르기닌이 풍부해서 이뇨 작용을 활발하게 하고 부종에도 좋습니다. 수박 100g의 당 성분은 단 5g으로 당 함량이 적은 과일입니다. 단, 찬 성질이 강하니 몸이 차가운 사람은 조심하는 것이 좋습니다.

　　　아침과일습관　살찌지 않는 체질로 바꾸는 평생 건강 솔루션

오렌지와 참외는 칼륨과 항산화 물질인 페놀산이 있어 혈압을
내려주는 효과가 있습니다. 콜레스테롤 수치를 낮추고 혈액 순환
도 원활하게 합니다. 참외의 베타카로틴은 항산화 효과와 세포 재
생을 도와 체력을 지켜주는 과일로 적합합니다.

아보카도는 '숲속의 버터'라는 별명처럼 포화지방과 불포화지방
산이 전체의 19% 정도입니다. 심장질환 환자가 아보카도를 먹었
을 때 콜레스테롤 수치와 건강이 개선되었다는 보고가 있습니다.
아보카도의 루테인은 눈 건강에도 좋으며, 세포 재생에 필요한 엽
산이 있어 임산부 건강에도 좋은 열매입니다.

견과류는 비만과 심혈관질환, 두뇌 건강에 다양한 효과가 있습
니다. 견과류에 풍부한 아르기닌(Arginine)은 혈관 건강에 좋고 멜
라토닌을 3배나 증가시켜 숙면과 세포 재생 등 몸을 회복시키는
데 도움을 주기 때문입니다.

미국식약청(FDA)에서는 호두를 심장 보약이라 하여 하루 43g 섭
취를 권합니다. 오메가3 지방산의 삼총사라 불리는 DHA, EPA와
알파리놀렌산(Alpha Linolenic Acid, ALA)이 풍부해 두뇌 발달에도 좋
습니다.

대규모 간호사 건강 연구는 마카다미아를 하루 권장량(28g)만큼
꾸준히 먹으면 심장질환의 발생률이 30~50% 줄어든다고 발표했
습니다. 과체중 환자의 혈관 내피세포의 투과율이 높아져 허리둘
레와 총콜레스테롤이 줄어들었지요.

열매케톤식, 특히 견과류는 가지고 다니기 편리해 단순하고 건

강한 라이프스타일을 추구하는 사람들에게 매력적인 식사법입니다. 아침 과일은 효소의 신선한 포만감을, 견과류는 묵직하게 오래 지속되는 포만감을 줍니다. 다른 음식에 대한 식탐도 사라집니다. 단맛, 신맛과 함께 글루탐산 함량이 높아 감칠맛 욕구까지 만족할 수 있는 맛있는 다이어트입니다.

열매케톤식 하루 스케줄

시간	과일과 견과류
7~12	사과, 오렌지, 복숭아 500g
12~16	바나나 4개 + 아보카도 2개 + 물 200mL 스무디
16~19	마카다미아, 아몬드, 호두, 잣, 브라질너트 총 100~120g
19~20	참외, 오렌지 500g

견과류 영양소 함량(28g 기준)

견과류	분량(개)	칼로리 (kcal)	지방 (g)	탄수화물 (g)	단백질 (g)	지방:탄수화물: 단백질 비율
아몬드	25	163	14	2	6	7:1:3
브라질너트	11	186	19	2	4	10:1:2
헤이즐넛	25	178	17	2	4	9:1:2
마카다미아	12	204	21	2	2	11:1:1
피칸	10	196	20	2	3	10:1:2
호두	6	185	18	2	4	9:1:2
잣	3(큰술)	191	19	3	4	6:1:1
캐슈너트	19	157	12	8	5	3:2:1
피스타치오	49	159	13	5	6	3:1:1

 아침과일습관 살찌지 않는 체질로 바꾸는 평생 건강 솔루션

아보카도 영양소(100g 기준)

총칼로리		187kcal	
수분	71.3g	탄수화물	6.2g
지방	18.7g	단백질	2.1g
비타민 E	3.6mg	비타민 C	15mg
칼륨	720mg	엽산	84ug
인	55mg	마그네슘	33mg

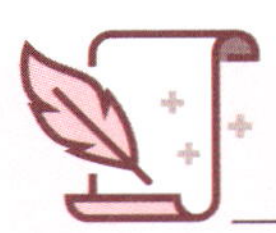

아침과일습관 성공공식

1. 지방을 잘 태우는 몸이 되자!

효소가 가득한 고지방 음식, 아보카도와 올리브, 코코넛과 두리안, 아몬드, 마카다미아, 피칸, 호두 등의 비율을 높이면 몸은 지방을 태웁니다.

2. 열매케톤식을 하자!

과일과 함께 견과류를 먹는 간편한 식사로, 지방을 태워 케톤을 에너지원으로 사용하게 합니다. 포만감이 풍부하여 식탐을 억제합니다.

3. 아침 과일 다이어트에 열매케톤식을 활용하자!

아침 과일은 수분이 많은 저당도나 중간당도의 과일을, 점심부터는 바나나와 아보카도, 견과류 등을 함께 먹습니다.

책상 위 과일, 다이어트의 작은 혁명

무의식이 선택하게 하라

다이어트는 의지보다는 환경을 바꿀 때 성공률이 높습니다. 책상 위에 간식을 올려놓고 일하는 사람은 그렇지 않은 사람보다 평균 7kg 더 살이 찐다는 연구가 있습니다.

구글은 직원들에게 사내 식사를 제공하는데, 신입사원들이 입사 후 6~7kg 살이 찌자 식당 설계를 바꾸었다고 합니다. 가장 눈에 잘 띄는 곳에 과일을 두었더니, 직원들이 건강한 음식을 선택할 확률이 47% 증가했습니다. 의지보다는 환경을 바꾸는 것이 무의식적으로 좋은 선택을 하게 만드는 효과적 방법입니다.

이처럼 책상 위나 식탁 위에 무엇을 두느냐가 다이어트 성공의 관건이 될 수 있습니다. 과자를 두면 무의식적으로 과자를 먹고, 귤을 두면 귤을 먹게 됩니다.

 아침과일습관 살찌지 않는 체질로 바꾸는 평생 건강 솔루션

저는 책상 위에 커피를 두고 습관적으로 하루 4~5잔을 마셨습니다. 그러나 커피 대신 맑은 과일 스무디를 두자, 자연스럽게 과일 스무디를 마시게 되었습니다. 하루에 1리터까지 스무디를 마신 적도 있습니다. 단순히 책상 위 환경을 바꾼 것만으로 과일 섭취량이 자연스럽게 늘어난 것입니다.

과일 습관이 만드는 몸의 균형

과일 스무디 섭취가 늘어나면 신진대사의 균형이 빠르게 회복됩니다. 가공식품과 가열식으로 부족했던 효소와 영양소가 채워지면서 몸은 스스로 회복합니다. 아침 과일을 꾸준히 먹는 여성들은 월경전증후군(PMS)이 줄고, 몸에 탄력이 생겼다는 연구 보고가 있습니다. 체중감량만이 목표인 다이어트에서는 기대하기 어려운 변화입니다. 다이어트에 많은 돈을 들이지 않고도 책상 위 과일 습관만으로 몸 전체의 균형을 회복할 수 있습니다.

예쁜 그릇에 담아 먹는 즐거움

예쁜 그릇에 블루베리, 체리, 방울토마토 같은 크기가 작은 과일들을 담아두면 자연스럽게 손이 갑니다. 베리류 과일은 항산화 영양소가 풍부하여 염증을 낮추고 혈관을 건강하게 돕습니다.

블루베리에는 프티로스틸벤(pterostilbene), 산딸기와 딸기에는 엘

라그산(ellagic acid)이 들어 있어 저밀도(LDL) 콜레스테롤의 산화를 막아 혈관을 깨끗하고 탄력 있게 유지합니다. 체리는 안토시아닌이 풍부해 통풍 관련 유전자의 활성 억제에도 도움을 줍니다. 베리류 외에도 아몬드, 캐슈너트, 마카다미아 같은 견과류를 작은 통에 담아두고 간식 대용으로 먹는 것도 좋습니다.

스무디, 손이 자주 가게 만들자

과일채소 스무디는 당도가 높은 과일보다는 중간 정도의 과일로 만드는 것이 좋습니다. 사과, 오렌지, 키위는 당분이 적은 오이, 양배추, 양상추, 셀러리 같은 채소와 조합하는 것이 좋습니다. 당분이 적은 토마토는 바나나와 함께 갈아 마셔도 좋습니다. 기호에 따라 사과와 케일, 사과와 파프리카 조합도 가능합니다. 바쁜 일정으로 식사 시간이 부족할 때는 파워 에너지 스무디를 준비하면 좋습니다. 바나나 4개, 아보카도 1개, 물 500mL를 섞어 만들어두면(약 1L) 온종일 마실 수 있습니다.

 아침과일습관 살찌지 않는 체질로 바꾸는 평생 건강 솔루션

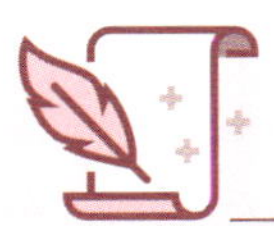

아침과일습관 성공공식

1. 책상 위에 과일을 두자!

과자를 두면 과자를 먹게 되고, 귤을 두면 귤을 먹게 됩니다.

간식만 바꿔도 다이어트 성공률이 47% 향상됩니다.

2. 커피나 음료 대신 과일 스무디를 마시자!

과일 스무디를 마시면 신진대사의 균형이 빠르게 회복됩니다.

다이어트에 많은 돈을 들이지 않고도 몸 전체의 균형을 회복할 수 있습니다.

3. 작은 과일을 예쁜 그릇에 담자!

예쁜 그릇에 블루베리, 체리, 방울토마토 등을 담아두거나 작은 통에 견과류를 담아 간식 대신 먹으면 즐거움과 건강을 함께 얻을 수 있습니다.

과일채소 스무디

과일	채소	물
사과 200g	당근 50g	200~300mL
사과 200g	오이 100g	200mL
오렌지 200g	오이 100g	200mL
포도 200g	양상추 50g	250mL
키위 200g	케일 3장	200mL

구글 플레이트: 음식 배열순서만 바꿔도 살이 빠진다

구글은 '구글 플레이트(Google Plate)' 프로그램을 운영하며 전 세계 200개 이상의 카페와 1,000개 이상의 셀프서비스 주방에서 지속 가능한 식사 환경을 만들고 있습니다. 이 프로그램은 직원들의 건강을 증진시키고 업무 창의성을 끌어올리는 효과가 있습니다.

1. 건강한 음식의 전면 배치: 샐러드 바와 채소 요리를 뷔페 맨 앞에 배치하여 직원들이 가장 먼저 먹을 수 있게 합니다.

2. 음식의 색상 코드화: 건강한 음식은 '녹색', 중간 정도는 '노란색', 덜 건강한 음식은 '빨간색'으로 표시하여 건강한 음식을 선택하게 합니다.

3. 작은 식기 사용: 9인치 크기의 작은 접시로 과식을 줄입니다.

4. 음료와 간식의 변경 배치: 물과 건강한 스낵은 눈에 잘 띄는 곳에 두고, 설탕이 많은 음료와 간식은 접근하기 어려운 곳에 두어 섭취를 줄입니다.

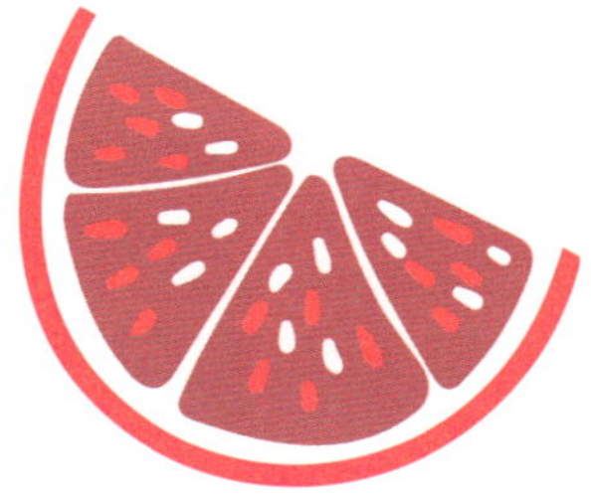

과일 리추얼, 건강을 만드는 작은 의식

아침 과일 라이프스타일을 위해 나만의 특별한 의식, 과일 리추얼이 필요합니다. '리추얼(Ritual)'은 종교적 의식 또는 절차를 의미하지만, 정서적 안정과 일상의 즐거움을 주는 반복적인 습관을 가리키기도 합니다. 운동을 시작할 때 적절한 스포츠웨어와 장비를 준비하듯, 아침 과일을 꾸준히 즐기기 위해서도 간단한 준비물이 필요합니다. 이를 준비하는 것과 하지 않는 것의 차이는 상당합니다.

우선 과일을 '마트에서 사면 끝'이라고 생각하면 며칠 만에 귀찮아져 포기하기 쉽습니다. 운동선수들이 닭가슴살 샐러드나 방울토마토, 삶은 계란을 준비하듯, 즐거운 마음가짐으로 과일 리추얼을 꾸준히 실천하면 자연스럽게 습관화됩니다. 과일을 준비하고 먹는 모든 과정이 특별한 즐거움이 됩니다.

과일 장보기: 나만의 쇼핑 루틴 만들기

과일 리추얼의 첫 단계는 과일 장보기입니다. 유기농 식품점, 집 근처 마트, 도매 과일가게, 인터넷 과일가게 등 두세 군데를 정하고, 주기적으로 과일을 채워두는 습관이 필요합니다. 저는 강아지와 산책하면서 과일 장을 보는 루틴을 가지고 있습니다.

계절마다 과일 종류가 바뀌고 진열 방식도 달라집니다. 빨강, 노랑, 초록, 주황 등 다양한 색깔을 보는 것만으로도 즐겁습니다. 이번 주에는 어떤 과일이 맛있을까, 내 몸이 원하는 과일은 무엇일까 고민하며 선택합니다. 마치 쇼핑을 즐기듯, 여러 과일을 보는 시간 자체가 즐거움이 됩니다.

클렌즈 주스 제품도 있지만 직접 준비하는 것을 추천합니다. 성분 확인이 어렵고 가격도 비싼 데다 섬유질이 제거되어 혈당을 빠르게 올릴 수 있기 때문입니다. 아침 과일 라이프스타일은 단기 다이어트가 아니라, 건강하고 맛있게 체중을 관리하는 습관입니다.

과일 가방과 보관: 준비물만 바꿔도 즐거움이 달라진다

과일 리추얼의 준비물은 과일 가방, 과일 접시, 과일 보틀 세 가지입니다.

- **과일 가방:** 비닐봉지보다 전용 가방을 정해 사용하면 애정 있

 아침과일습관 살찌지 않는 체질로 바꾸는 평생 건강 솔루션

게 실천하게 됩니다. 여름에는 보냉가방과 작은 아이스팩으로 온종일 신선함을 유지할 수 있습니다. 바나나를 여유 있게 챙기면 운동 후 근육 생성에도 도움이 됩니다.

- **과일 접시:** 집에서는 크고 넓은 접시나 깔끔하고 단아한 접시에 과일을 담으면 다양한 색깔과 향기로 시각과 후각이 즐겁고 만족감이 더 커집니다. 음식 준비 시간은 줄지만 먹는 즐거움으로 더 많은 시간을 보낼 수 있습니다.
- **과일 보틀:** 원데이 클렌즈나 일하는 시간에 마실 스무디를 담는 용기를 준비합니다. 350mL 3개, 500mL 2개, 또는 1L 보틀까지 활용하면 됩니다. 스무디를 준비하면 커피나 간식 생각이 자연스럽게 사라집니다.

과일 스무디, 즐거운 루틴으로 만드는 건강

과일 스무디를 준비하는 과정 역시 그 자체가 즐거운 루틴이 됩니다. 과일을 썰어 믹서기에 갈아 보틀에 담는 과정이 습관으로 자리 잡으면 다이어트도 자연스럽게 이어집니다.

특히 바나나아보카도스무디는 부드럽고 깊은 맛을 주면서 지방 성분이 풍부해 식욕을 억제하고, 다른 음식 생각이 줄어듭니다. 과일 스무디는 원데이 클렌즈를 충분히 배부르고 맛있게 실천하게 합니다. 스무디를 즐기면서 내 몸의 균형과 건강, 다이어트를 동시에 챙길 수 있습니다.

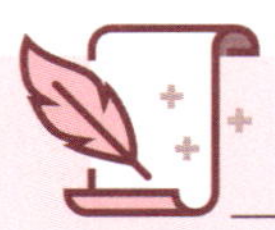

1. 과일 리추얼을 만들자!

아침 과일 라이프스타일을 위해 나만의 특별한 의식을 만들고,

꾸준히 실천하면 자연스럽게 습관이 되고 특별한 즐거움이 됩니다.

2. 나만의 쇼핑 루틴을 만들자!

내 몸이 원하는 과일을 찾아 주기적으로 하는 과일 쇼핑은

아침과일습관을 오래 유지하게 합니다.

3. 예쁜 과일 접시와 과일 보관 가방, 보틀을 준비하자!

과일을 예쁘게 플레이팅하고, 특별하게 담아 보관할 과일 가방과

스무디 보틀을 준비하면 과일 식사는 더욱 품위 있고 행복해집니다.

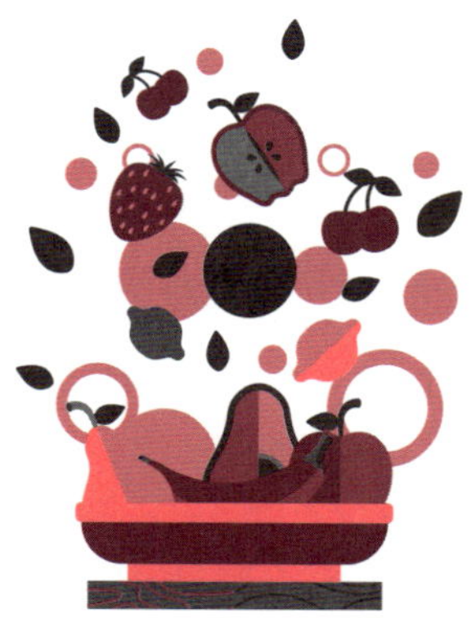

세상에서 가장 작은 운동, 바른 몸 습관

운동이 지나치면 독이 된다

운동은 건강에 도움이 되지만, 과하면 오히려 해가 될 수 있습니다. 2015년 덴마크에서 조깅하는 남녀 1,098명을 12년간 추적한 연구에 따르면, 강도 높은 조깅을 한 사람, 가벼운 조깅을 한 사람, 아예 조깅을 하지 않은 사람을 나누어 살펴보았는데, 강도 높은 조깅을 한 사람과 조깅을 하지 않은 사람의 사망률이 가벼운 조깅을 한 사람보다 더 높게 나타났습니다.

운동 목표를 무리하게 세우면 체중감량 의지가 꺾일 뿐만 아니라 무리한 운동이 활성산소를 증가시켜 노화를 촉진하고 수명에도 악영향을 줄 수 있습니다. 실제로 운동이 체지방을 직접 분해하는 효과는 크지 않습니다.

운동이 반드시 필요한 이유

그럼에도 불구하고 운동해야 하는 이유는 분명합니다. 근육은
단순히 움직임을 돕는 기관이 아니라 건강을 조절하는 '호르몬 공
장'입니다. 골격근에서 분비되는 마이오카인(myokine)은 항염·항균
작용을 하며 인슐린 저항성을 낮추고 근육 합성을 돕습니다. 현재
까지 알려진 마이오카인은 30여 종에 달합니다. 반대로 비만세포
에서 분비되는 아디포카인(adipokine)은 면역력을 떨어뜨리고 근육
량을 감소시킵니다.

근육을 단련할수록 마이오카인 분비가 늘어나 면역력이 향상되
고 인슐린 민감도가 높아져, 대사질환·당뇨·고혈압·심혈관질환·뇌
졸중·암의 발병과 사망 위험을 낮출 수 있다는 보고가 계속되고
있습니다.

뇌와 마음까지 변화시키는 바른 자세 습관

마이오카인은 뇌 기능과 학습력에도 중요한 역할을 합니다. 신
경세포 발달과 뇌세포 성장에 관여하여 집중력과 기억력을 향상
시킵니다. 미국 네이퍼빌 센트럴 고등학교 사례는 운동과 뇌 기능
의 밀접한 관계를 잘 보여줍니다. 이 학교는 0교시 체육수업을 도
입한 후 학생들의 성적이 크게 올랐고, 국제 학업성취도 평가에서
수학 6위, 과학 1위를 차지하는 성과를 거두었습니다. 행복 연구

 아침과일습관 살찌지 않는 체질로 바꾸는 평생 건강 솔루션

분야에서도 운동은 '최고의 우울증 치료제'로 불리며, 정신 건강 관리에 효과적인 방법으로 꼽힙니다. 운동의 필요성을 알면서도 꾸준히 실천하기란 쉽지 않습니다. 그래서 최근에는 하루 5분만으로도 효과를 볼 수 있는 '게으른 운동법'이 주목받고 있습니다. 그 핵심은 다름 아닌 바른 자세 습관입니다.

자세가 바르면 흔히 코어 근육이라 부르는 체간근(목빗근, 등세모근, 배곧은근, 배가로근, 척추세움근, 뭇갈래근)이 활성화하고, 근육 대사량이 늘어나며 체형이 교정됩니다. 잘못된 자세가 굳어지면 요통 같은 통증이 발생하고, 운동 자체가 힘들어집니다. 따라서 무리한 러닝이나 웨이트 트레이닝보다 먼저 몸의 중심을 바로잡는 것이 중요합니다.

체간근은 머리와 몸통을 지탱하는 핵심 근육입니다. 이 근육이 약해지면 몸의 중심이 앞뒤로 기울어 균형을 잃습니다. 노년기에 허리가 앞으로 굽거나 뒤로 젖혀지는 모습이 대표적입니다. 반대로 체간근이 강해지면 요통이 줄고 신체 대사량이 늘며 자연스럽게 몸매 라인이 개선됩니다. 그래서 흔히 '모델 체간근'이라는 표현을 씁니다.

일상에서 체간근을 단련하는 방법은 단순합니다. 서 있을 때는 허벅지에 무게 중심을 두고 척추를 세우며, 벽에 등을 붙이고 서는 것만으로도 교정 효과가 있습니다. 앉아 있을 때는 허리를 곧게 펴고 복부를 당겨 배가로근을 단련합니다. 틈날 때마다 팔을 뒤로 모으고 스쾃 자세를 곁들이면 척추세움근까지 강화할 수 있습니다.

일상 습관이 곧 최고의 운동

운동은 반드시 헬스장에 가야만 하는 활동이 아닙니다. 매일 바른 자세로 생활하는 것만으로도 충분히 운동 효과를 얻을 수 있습니다. 이러한 습관은 근육 대사량을 늘리고 처짐 없이 탄탄한 체형을 만들며 통증을 줄이고 더 나아가 삶의 활력까지 되찾게 합니다.

결국 운동은 거창한 목표보다 작은 습관에서 시작됩니다. 하루 5분, 바른 자세를 유지하는 일상 속 작은 실천이 세상에서 가장 강력한 운동이 될 수 있습니다.

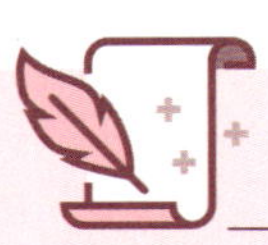

아침과일습관 성공공식

1. 운동 목표는 과하지 않게 세우자!

운동 목표를 무리하게 세우면 오히려 다이어트 의지가 꺾일

뿐만 아니라 활성산소를 증가시켜 노화를 촉진할 수 있습니다.

2. 하루 5분이라도 운동하자!

5분으로 효과를 볼 수 있는 운동법은 바른 자세 습관입니다.

특히 머리와 몸통을 지탱하는 핵심 근육인 체간근을 단련하면

모델 몸매가 됩니다.

3. 바른 자세를 습관으로 만들자!

바른 자세 습관은 운동 효과가 있습니다. 근육 대사량을 늘리고

탄탄한 체형을 만들며 삶의 활력을 줍니다.

아침 과일 2주 다이어트 식단

- 아침은 반드시 과일만, 점심은 지방 요리와 한식으로, 저녁은 과일 스무디
  와 샐러드를 추천합니다.
- 혈당을 안정시켜 지방을 태우는 몸으로 바꾸어주는 아침 과일 2주 식단
  을 실천하면서 건강하게 다이어트합니다.

첫째 주

- 아침 과일 적응하기
- 건강한 지방으로 식욕 조절하기
- 싱싱한 입맛으로 개선하기

요일	일	월	화	수	목	금	토
	클렌징데이	'배부르게' 혈당 안정기 (채소해산물볶음)			'싱싱하게' 입맛 개선기 (한식)		
아침	사과 토마토 총 500g	참외 500g	수박 (포도) 500g	사과 토마토 총 500g	복숭아 500g	수박 (포도) 500g	참외 500g
점심	바나나 아보카도 스무디 500mL	오징어 기버터볶음 채소샐러드	관자 기버터볶음 채소샐러드	새우 기버터볶음 채소샐러드	잡곡밥 새송이볶음 쌈채소 양배추쌈	곤드레밥 해조류 쌈채소 오이	잡곡밥 새우브로콜리볶음 마구이 쌈채소 다시마쌈
저녁	수박 복숭아 총 500g	수박 참외 총 500g	참외 토마토 총 500g	바나나 토마토 스무디 500mL	연어 채소샐러드	토마토 아보카도 샐러드	토마토 연어 샐러드

- 채소샐러드: 양상추, 파프리카, 브로콜리 + 간단한 소스

- 견과류: 마카다미아, 아몬드, 브라질너트

- 공복 간식: 과일 또는 견과류

- 기버터 사용량: 혈당 안정기에는 30~50g 정도로 충분히

- 해산물 알레르기가 있다면 달걀, 돼지고기, 소고기로 대체 가능합니다.

둘째 주

- 디톡스하기

- 혈당 유지하기

- 싱싱한 입맛 유지하기

요일	일	월	화	수	목	금	토
	클렌징데이	'배부르게' 열매케톤식			'싱싱하게' 입맛 개선기 (자연식)		
아침	사과 토마토 총 500g	참외 500g	수박 (포도) 500g	사과 토마토 총 500g	복숭아 500g	수박 (포도) 500g	참외 500g
점심	아보카도 연어샐러드	바나나(4개) 아보카도(1개) 스무디 견과류 100g			바나나 2개 고구마 2개	바나나 2개 옥수수 2개	바나나 2개 고구마 2개
저녁	아몬드 마카다미아 80g	바나나 오렌지 스무디 500mL	바나나 토마토 스무디 500mL	바나나 키위 스무디 500mL	토마토 아보카도 샐러드	토마토 새우 샐러드	토마토 연어 샐러드

- 셋째 주부터는 해산물, 한식, 열매케톤식, 자연식 총 4가지 식단 중에서 자신에게 가장 잘 맞는 식단을 골라 진행합니다.

살빠지는 체질로 바뀌는 아침과일습관

참고도서

《1일 효소 단식》 츠루미 다카후미 지음/ 박재현 옮김/ 이상미디어

《21세기 영양학 원리》 최혜미 외 지음/ 교문사

《감정의 식탁》 게리 웬크 지음/ 김윤경 옮김/ 알에이치코리아

《건강 음식 질병에 관한 오해와 진실》 콜린 캠벨, 토마스 캠벨 지음/ 유자화 옮김/
열린과학

《고기가 아니라 생명입니다》 황주영, 안백린 지음/ 들녘

《고기를 끊지 못하는 사람들》 마르타 자라스카 지음/ 박아린 옮김/ 메디치미디어

《과식의 종말》 데이비트 A 케슬러 지음/ 이순영 옮김/ 문예출판사

《굶지 말고 해독하라》 안드레아스 모리츠 지음/ 정진근 옮김/ 에디터

《기적의 식단》 이영훈 지음/ 북드림

《내 몸 다이어트 설명서》 마이클 로이젠, 메멧 오즈 지음/ 박용우 옮김/ 김영사

《내 몸 대청소》 프레데릭 살드만 지음/ 김희경 옮김/ 김영사

《내 몸을 살리는 곡물 과일 채소》 박태균 지음/ 디자인하우스

《내 몸을 살리는 식물영양소》 한국영양학회 지음/ 들녘

《내 몸의 만능일꾼, 글루탐산》 최낙언 지음/뿌리와이파리

《다이어트의 정석》 수피 지음/ 한문화

《독소를 비우는 몸》 제이슨 펑, 지미 무어 지음/ 이문영 옮김/ 라이팅하우스

《로푸드 스무디》 이지연 지음/ 레시피팩토리

《리추얼》 메이슨 커리 지음/ 강주헌 옮김/ 책읽는수요일

《맛의 과학》 밥 홈즈 지음/ 원광우 옮김/ 처음북스

《맛 이야기》 최낙언 지음/ 행성B잎새

《몸에 좋은 색깔음식 50》 정이안 지음/ 고려원스

《몸을 살리는 자연식 밥상 365》 김옥경 지음/ 수작걸다

《몸이 되살아나는 장 습관》 김남규 지음/ 매일경제신문사

《무엇을 먹을 것인가》 콜린 캠벨, 토마스 캠벨 지음/ 유자화 옮김/ 열린과학

《뭐든지, 호르몬!》 이토 히로시 지음/ 윤혜원 옮김/ 계단

《미니멀 키친》 KBS 과학카페 제작팀 지음/ 애플북스

《백년운동》 정선근 지음/ 아티잔

《병의 90%는 간 때문이다》 우중차오 지음/ 이은정 옮김/ 다온북스

《사과의 건강 기능성과 신기술》 대구경북능금농협 지음/ 경북대학교출판사

《4주 해독다이어트》 박용우 지음/ 비타북스

《생명을 살리는 미래 영양학》 김수현 지음/ 중앙생활사

《소금 지방 산 열》 사민 노스 지음/ 제효영 옮김/ 세미콜론

《스마트푸드 다이어트》 엘리아나 리오타 외 지음/ 김현주 옮김/ 판미동

《슬림디자인》 브라이언 완싱크 지음/ 문정훈, 서울대 푸드비즈니스랩 옮김/ 예문당

《식재료 사전》 히로타 다카코 지음/ 김선숙 옮김/ 성안당

《아침주스&과일 채소 식이요법》 와타요 다카호 지음/ 황미숙 옮김/ 새로운제안

《아침 주스, 저녁 샐러드》 문인영 지음/ 나무수

《암을 고치는 막스거슨 식사요법의 비밀》 막스거슨 지음/ 윤승천, 김태수 옮김/ 건강
    신문사

《야채즙 과일즙》 노먼 워커 지음/ 윤승천, 김태수 옮김/ 건강신문사

《약 대신 주스》 유승선 지음/ 길벗

《오늘의 키토식》 키토제닉 다이어트 카페 지음/ 길벗

《왜, 살은 다시 찌는가》 린다 베이컨 지음/ 이문희 옮김/ 와이즈북

《운동화 신은 뇌》존 레이티, 에릭 헤이거먼 지음/ 이상헌 옮김/ 북섬

《월든》헨리 데이비드 소로우 지음/ 김석희 옮김/ 열림원

《음식 원리》DK 편집위원회 지음/ 변용란 옮김/ 사이언스북스

《조화로운 삶》헬렌 니어링, 스콧 니어링 지음/ 류시화 옮김/ 보리

《지방대사를 켜는 스위치온 다이어트》박용우 지음/ 루미너스

《지방을 태우는 몸》지미 무어, 에릭 C. 웨스트먼 지음/ 이문영 옮김/ 라이팅하우스

《지방의 역설》니나 타이숄스 지음/ 양준상, 유현진 옮김/ 시대의창

《지방의 진실 케톤의 발견》무네타 테츠오 지음/ 양준상 옮김/ 판미동

《최강의 식사》데이브 아스프리 지음/ 정세영 옮김/ 앵글북스

《케토 다이어트》리앤 보젤 지음/ 이문영 옮김/ 라이팅하우스

《케토채식》닥터 윌 콜 지음/ 정연주 옮김/ 테이스트북스

《케톤식 식사 가이드》세브란스병원 영양팀 외 지음/ 싸이프레스

《케톤하는 몸》조셉 머콜라 지음/ 김보은 옮김/ 판미동

《코코넛오일의 기적》브루스 파이프 지음/ 이원경 옮김/ 미메시스

《텔로미어》마이클 포셀 외 지음/ 심리나 옮김/ 쌤앤파커스

《헬렌 니어링의 소박한 밥상》헬렌 니어링 지음/ 공경희 옮김/ 디자인하우스

《헬스의 정석》수피 지음/ 한문화

《호로몬 밸런스》네고로 히데유키 지음/ 이연희 옮김/스토리3.0

《효소치료》신현재 지음/ 이채

* 참고 도서는 가나다순이며, 이 외에 관련 연구 자료 및 논문을 참고하였습니다.

평생 건강 지킴이, 아침 과일을 추천합니다!

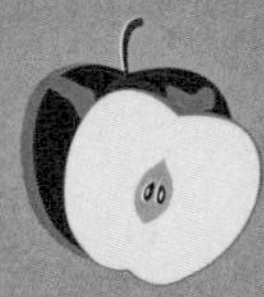

예뻐지고 젊어지고 싶다면, 사과

예뻐지고 젊어지고 싶은 사람이라면 사과의 매력을 꼭 기억하자. 사과에는 강력한 항산화 효과로 심장질환에 좋은 퀘세틴, 장수 유전자로 밝혀진 피세틴, 근육 형성에 중요한 역할을 하는 우르솔산, 변비를 하루 만에 탈출하게 만드는 펙틴이 있다. 당뇨와 고혈압을 개선해주고 콜레스테롤 수치를 낮춰주면서 피부 재생과 탄력에도 효과적이다.

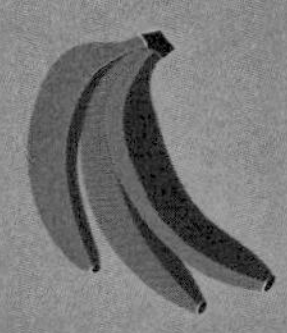

근육 건강과 맑은 피부에는 바나나

바나나는 칼륨과 마그네슘이 풍부해 근육 경련과 근육 형성에 좋은 과일이다. 바나나의 펙틴은 사람의 장 점막을 건강하게 해준다. 클로로젠산과 베타카로틴이 풍부에 피부가 맑아지고 면역력이 좋아진다. 위산이 많아 신맛 과일을 못 먹는 사람에게 비타민과 미네랄을 공급해 준다. 바나나의 트립토판 성분은 세로토닌과 멜라토닌 호르몬 형성을 돕는다.

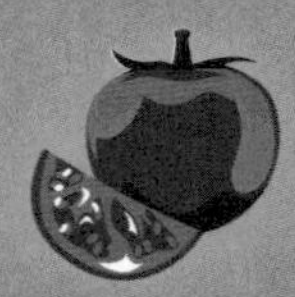

만능 건강 지킴이 토마토

토마토에는 베타카로틴과 비타민 C, 비타민 E가 풍부하다. 토마토의 리코펜은 간과 심장 건강, 피부 탄력과 암 예방에 좋다. 토마토는 부갑상선 호르몬의 작용을 도와 뼈를 튼튼하게 해준다. 지방 대사를 돕는 비타민 B군이 풍부해 건강하게 살이 빠지도록 돕는다. 감칠맛을 내는 글루탐산이 풍부해 요리 활용도가 높다.

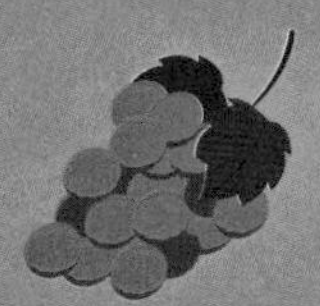

항산화 성분이 풍부해 해독력이 탁월한 포도

포도는 《동의보감》, 《본초강목》, 《신농본초경》에도 소개된, 기력을 보호해 주는 약이 되는 과일이다. 포도의 레스베라트롤은 모세혈관을 튼튼하게 하여 혈관 건강을 챙겨준다. 포도의 비타민과 항산화 성분은 해독력이 탁월해 지방간, 심혈관질환, 고혈압에 도움이 된다. 포도씨 추출물은 인슐린 저항성과 지방 분해 작용이 탁월하다. 여름철 한 끼 식사로 먹으면 에너지가 넘치고 장내 유익균 증가로 장도 튼튼해진다.

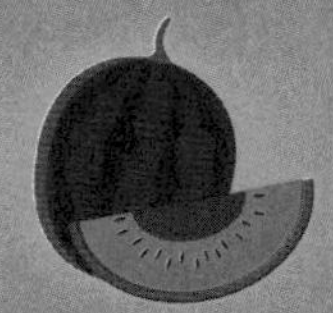

몸속 노폐물을 내보내는 자연의 이뇨제, 수박

수박은 시트룰린, 아르기닌이 풍부해 몸속 노폐물을 내보내는 자연의 이뇨제다. 항산화 성분인 리코펜은 전립선암을 비롯한 암 예방에 좋다. 칼륨이 풍부해 고혈압에도 도움이 되며, 콜레스테롤을 낮추고 지방 대사에 도움을 준다. 달콤하지만 당분은 100g당 5g 정도의 저당도 과일로 안심하고 먹어도 된다.

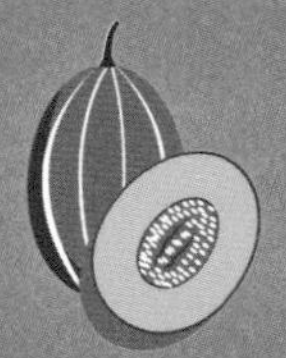

비타민과 미네랄이 풍부한 보양 과일, 참외

칼슘과 인, 베타카로틴과 엽산 등 비타민과 미네랄이 많아 여름에 먹는 보양식과 같다. 참외의 베타카로틴은 항산화 효과가 있고 세포 재생을 도와 소화기 점막 건강에 좋다. 참외는 당분 함량이 적은 과일이며, 포도당과 과당은 바로 에너지로 사용되므로 혈당을 올리지 않는다. 칼륨이 풍부해 이뇨 작용을 도와 부종이 생길 때 좋다. 여름 제철 과일로 풍부한 식이섬유가 함유되어 변비에도 좋다.